C.H.BECK WISSEN

Trauma und Traumafolgestörungen sind heute akzeptierte psychische Erkrankungen und als häufige Ursachen von Leid und Beeinträchtigung anerkannt. Der Band gibt eine Übersicht über den Begriff «Trauma», die psychische Krankheit «Posttraumatische Belastungsstörung» (PTBS) sowie verwandte Diagnosen wie die «Entwicklungstraumastörung» und die «Anhaltende Trauerstörung». In den letzten Jahrzehnten ist das Wissen über die begünstigenden Faktoren der PTBS und der anderen Störungen enorm angewachsen; so kann weitgehend erklärt werden, warum einige Menschen nach traumatischen Situationen diese Krankheiten ausbilden und andere nicht. Aufgrund neuer therapeutischer Entwicklungen lassen sich viele Traumafolgestörungen aber auch gut behandeln. Ein eigenes Kapitel ist den Kontroversen um den Traumabegriff in Politik, Gesellschaft und Kultur gewidmet.

Andreas Maercker, geb. 1960, ist Ordinarius am Psychologischen Institut der Universität Zürich und leitet dort die Fachrichtung Psychopathologie und Klinische Intervention. Maercker war Gründungsmitglied und Vorsitzender der Deutschsprachigen Gesellschaft für Psychotraumatologie sowie Herausgeber der Zeitschrift «Trauma und Gewalt». Seit 2011 leitet er die internationale Arbeitsgruppe der Weltgesundheitsorganisation zur Revision der Krankheitsklassifikation für «Stress- und Traumafolgen-Erkrankungen».

Andreas Maercker

TRAUMA UND TRAUMAFOLGE-STÖRUNGEN

Verlag C.H.Beck

Mit fünf Tabellen und einem Schaubild

Originalausgabe

Satz, Druck u. Bindung: Druckerei C.H.Beck, Nördlingen
Umschlaggestaltung: Uwe Göbel, München
Printed in Germany
ISBN 978 3 406 69850 7

www.chbeck.de

Inhalt

Einführung

Die psychischen Folgen von ganz unterschiedlichen traumatischen Erlebnissen wurden über lange Zeit in der Allgemeinheit oder von den Fachleuten weder als solche erkannt oder benannt, noch wurden sie wirksam therapiert. Es konnte vorkommen, dass im Umfeld einer Person bekannt war, dass diese Schrecklichstes durchgemacht hatte und seitdem psychisch zusammengebrochen war, dass die medizinische Diagnose aber eine ganz andere war: entweder «schwere Depressionen», «Psychose» oder auch anderes. Heute sind die Traumafolgestörungen akzeptierte psychische Erkrankungen und damit als häufige Ursachen von Leid und Beeinträchtigung anerkannt. Es muss daher nicht verwundern, dass die Traumafolgestörungen als Phänomene mit relativ neuen Begriffsbezeichnungen eine große Anzahl von wissenschaftlichen Forschungsrichtungen stimuliert haben, ebenso viele Neuentwicklungen im Bereich der Psychotherapie.

In den Medien sind die Begriffe «Trauma» und «Posttraumatische Belastungsstörung» sehr präsent und werden mit den schrecklichsten Erlebnissen in Zusammenhang gebracht: Kriegswirkungen, Terroranschlägen, Naturkatastrophen, aber auch dem Tod eines eigenen Kindes. Inzwischen differenziert man zwischen komplexen und nichtkomplexen posttraumatischen Belastungsstörungen. Diese wiederum unterscheidet man von schweren Trauerverläufen, die seit neuerer Zeit als «Anhaltende Trauerstörung» bezeichnet werden.

In den Medien werden traumatische Erlebnisse oft mit Aussagen verbunden, dass für die Betroffenen «nichts mehr so sein wird wie zuvor» oder sich bei ihnen «die Bilder für immer eingebrannt haben». Solche Beschreibungen sind aus der Sicht der Betroffenen nachvollziehbar, aber in einer umfassenden und längerfristigen Betrachtung müssen sie nicht stimmen.

Da der Forschungsbereich der Psychotraumatologie erst seit den 1980er Jahren besteht, ist es geboten, dieses Gebiet mit seinen Grundlagen, komplexen Zusammenhängen und neuen klinischen Entwicklungen im vorliegenden Buch detailliert vorzustellen. Auf diese Weise können die eben zitierten Aussagen auf ihre Stichhaltigkeit hin untersucht und durch angemessenere Anschauungen ersetzt werden. Eine klare Sicht auf die Traumawirkungen und die Entstehung von posttraumatischen Folgestörungen führt nicht zuletzt zu dem breiten Spektrum an heutigen Therapiemöglichkeiten, welche in diesem Buch beschrieben werden.

An zahlreichen Stellen wird erkennbar werden, dass die Begriffe, die sich in den letzten 30 Jahren zur Beschreibung im allgemeinen Sprachgebrauch durchgesetzt haben, teilweise durchaus treffend sind, aber auch ihre Fallstricke haben: Sollte man die von traumatischen Erlebnissen betroffenen Menschen wirklich als «Traumaopfer» bezeichnen – und was hat das für Folgen? In anderen Sprachen wird in diesem Zusammenhang von «Überlebenden» gesprochen, was in der deutschen Sprache zugegebenermaßen immer noch befremdlich klingt. Einige Prägungen wie die vieldiskutierten Begriffe des «historischen» oder «kollektiven» Traumas sind durchaus problematisch. Hier wird versucht, eine ausgewogene Perspektive einzunehmen, die das Engagement vieler Beteiligter nicht bewerten will und zugleich die Grenzen solcher Begriffe und ihres Gebrauchs herausarbeitet. Gleichzeitig greifen einige Begriffe der Psychotraumatologie immer noch zu kurz, beispielsweise wenn ein anhaltendes Geschehen wie Krieg und Bürgerkrieg gar keine «post-(nach-)traumatischen» Belastungen erzeugen kann, weil das Geschehen noch immer andauert und ein Ende nicht in Sicht ist. Dies gilt auch für Traumen im privaten Bereich, wenn sexueller Missbrauch oder eine Gewaltbeziehung über eine lange Zeit andauert, ohne dass sich die betreffenden Personen befreien können oder von außen befreit werden.

Viele Traumafolgestörungen können heute aufgrund neuer therapeutischer Entwicklungen gut behandelt werden. Welche Methoden dazu zur Verfügung stehen, ist allerdings noch nicht einmal allen Mitwirkenden im Gesundheitssystem bewusst. So wird nicht selten zu nicht angemessenen, unspezifischen Mitteln und Therapieformen gegriffen, deren Erfolg dann ausbleibt. Daher ist das Kapitel zu den Formen und Möglichkeiten wirksamer Therapieformen am umfangreichsten gestaltet. Eine Selbstbehandlung wird anhand dieses Kapitels jedoch nicht möglich sein. Die Behandlung muss in den meisten Fällen weiterhin spezifisch ausgebildeten psychologischen und ärztlichen Therapeuten überlassen werden. Ein genaueres und differenziertes Wissen über Heilungsprozesse und -möglichkeiten kann aber in die Lage versetzen, bei der Überwindung der psychischen Traumafolgen mitzuwirken.

Menschen mit Traumafolgestörungen erzeugen spontanes Mitleid. Die konkrete Konfrontation mit ihnen und ihren häufig tiefgehenden Problemen überfordert allerdings die meisten Nichtbetroffenen. Dieses Buch versucht viele Brücken des Verstehens zu errichten, um diese Überforderung zu überwinden.

1. Traumatische Erlebnisse: Begriffsgeschichte, Traumaarten und Häufigkeiten

1.1 Definition und verwandte Begriffe

Was man gemeinhin als Trauma definiert, wird danach bestimmt, ob es kurzfristig oder langfristig ein ganz bestimmtes typisches psychisches Reaktionsmuster hervorruft. Nur wenn bestimmte Konsequenzen vorliegen, spricht man von einem «Trauma» als deren Ursache. Die beiden Erlebnis- oder Erfahrungsarten, die man als Trauma definiert, sind einerseits individuelle Todesbedrohungen (direkte Konfrontationen mit dem Tod) und andererseits die Verletzungen der körperlich-sexuellen Integrität eines Menschen (sexuelle Gewalterfahrungen). Diese Erlebnisse lösen Extremstress aus und damit ein höheres und qualitativ anderes Ausmaß von Stressreaktionen als andere leichte, mittlere und schwere Belastungen. Die konkreten Erlebnisse, durch die es zu Todeskonfrontationen oder zu sexuellen Gewalterfahrungen kommt, können jeweils sehr verschieden sein, was in diesem Kapitel ausführlich dargestellt wird.

Von dieser Definition eines Traumas im Erwachsenenalter grenzt sich die für den Kinderbereich etwas ab. Der Begriff der «Kindheitstraumata» bezieht sich zwar ebenfalls auf psychische Nachwirkungen, nur sind diese viel breiter gefasst als die beim «Erwachsenentrauma». Im Englischen wird der Begriff Trauma übrigens meist vermieden, außer es handelt sich um Todesgefahr oder sexuelle Gewalt; vielmehr wird von «Aversiv-Ereignissen» *(adversities)* gesprochen. Dazu gehören psychische und körperliche Misshandlungen, Vernachlässigungen, häusliche Gewalt und alle Formen von sexuellem Missbrauch. Aversiv-Ereignisse der Kindheit haben erstaunlicherweise erst spät die Aufmerksamkeit der Psychotraumatologie geweckt, sind aber inzwischen ein wichtiges Feld der Heilkunde und der Grundlagenforschung.

Da es darüber hinaus vor allem in der Alltags- und teilweise auch in der Fachsprache der Psychologie und Medizin weiter gefasste Traumabegriffe gibt, ist – für eine bessere Verständlichkeit – ein Blick auf die Verwendungen des Traumabegriffs sinnvoll.

Der Begriff Trauma für besonders einschneidende Erlebnisse wurde erstmals in den 1880er Jahren von einem deutschsprachigen Arzt eingeführt, Hermann Oppenheim (1857–1919), der die psychischen Folgen von lebensbedrohlichen Eisenbahn- und Arbeitsunfällen untersuchte. In der Medizin waren *Traumata* schon lange bekannt, meinten aber abrupte körperliche Verletzungen – und unter «Traumatologie» verstand man die Unfallheilkunde. Der Begriff Trauma leitet sich aus dem Griechischen von τραύμα (Wunde) ab, benutzt also das Bild der körperlichen Verwundung für die Beschreibung eines seelischen Vorgangs. Der Traumabegriff für psychische Bedrohungserlebnisse setzte sich von Deutschland her langsam gegen andere Begriffe und Vorstellungen durch, die noch lange für psychische Extremeinwirkungen verwendet wurden, wie insbesondere der Schockbegriff, der in vielen früheren Lehrbüchern der Psychiatrie und Psychologie als Alternativbegriff vorzufinden war. Daneben gab es in der Anfangszeit einige aus nachträglicher Sicht problematische Begriffe, bei denen eine spekulative oder gar tendenziöse Erklärung für die schwerwiegenden psychischen Folgen gleich im Begriff selbst enthalten war: zum Beispiel die «Eisenbahn-Wirbelsäule» (*railway-spine:* dies meinte, dass der Unfall eine Erschütterung des Rückenmarks ausgelöst hatte, der das psychische Leiden erklärte) oder die «Renten-Neurose» (die nachfolgende Arbeitsunfähigkeit nach der Lebensbedrohung wurde abgewertet als krankhafter Wunsch nach einer Rente).

In Zeiten der Globalisierung ist es interessant, nach den äquivalenten Begriffen für Trauma (oder Schock) zu suchen, um verstehen zu können, welche Geschichte dieser Begriff in anderen Kulturen hat. Es gibt in den verschiedenen Einzelsprachen der Welt sehr viele dieser sogenannten «Idiome der Stresserfahrung» *(idioms of distress)*. Meist beinhalten ihre Wortbedeutungen auch eine versuchte Ursachenzuschreibung für plötzlich ausgelöste psychische Veränderungen. *Nervios* oder *Ataque de nervios* (in Regionen Lateinamerikas) ist annähernd als «anhaltender Nervenzusammenbruch» übersetzbar, der hier aber auf Extremerlebnisse zurückgeführt wird. *Ihahamuka* oder *Guhahamuka* (in der ostafrikanischen Große-Seen-Region) drückt aus, dass durch die lebensbedrohlichen oder gewalttätigen Erlebnisse die Lungen keinen Atem mehr haben. *Noro* (im subsaharischen Westafrika) meint dagegen eine Geisterbesessenheit der ganzen Gemeinschaft, in der Extremgewalt stattgefunden oder ein Einzelner dies erlebt hat. Im Laufe dieses Buches wird sich zeigen, dass die Traumawirkung neben der psychischen Verwundung auch Beeinträchtigungen vitaler Lebensfunktionen einschließt. Beispielsweise eine Atemblockade, wie es die *Ihahamuka* kennt, oder Störungen der Gemeinschaft, die das Individuum umgibt, so wie *Noro*.

1.2 Systematik

Traumata, auch in ihrer engen Definition als Todesbedrohungen oder sexuelle Gewalterfahrungen, können sehr verschiedenartige Erlebnisse sein. Man teilt sie in Typ-I- und Typ-II-Traumata ein. Ein Typ-I-Trauma ist ein relativ eingegrenztes und einmaliges Erlebnis wie beispielsweise ein Verkehrsunfall, ein Wirbelsturm, eine Bedrohung durch Waffen oder auch eine Vergewaltigung. Unter Typ-II-Traumata werden Erlebnisse zusammengefasst, die über einen langen Zeitraum und wiederholt einwirken, etwa ein Kriegstrauma, wiederholte Folter oder fortgesetzter sexueller Missbrauch. Ein Problem dieser Einteilung ist in manchen Fällen eine zeitliche Abgrenzung zwischen kurz und lang dauernd: Es lässt sich beispielsweise für eine Geiselnahme, die während 20 Stunden anhielt, nicht sinnvoll definieren, ob dies psychologisch gesehen ein lang oder kurz dauerndes Ereignis ist; allerdings ist eine eindeutige Spezifizierung in dieser Hinsicht auch nicht absolut notwendig.

Eine andere Einteilung – die mit den eben genannten kombinierbar ist – unterscheidet zwischen akzidentellen (= zufälligen) und interpersonellen (auch: *man-made* = menschlich verursachten oder intendierten) Traumata. Akzidentelle Traumata sind beispielsweise Unfälle, einschließlich Verkehrsunfälle, bei denen man davon ausgeht, dass sie zufällig passierten bzw. ohne Absicht einer Gegenseite ausgelöst wurden. Hierzu gehören große Ereignisse wie Katastrophen, seien es Natur- oder technische Katastrophen wie Erdbeben oder auch Explosionsunglücke. Beispiele für interpersonelle, vom Menschen gemachte Traumata sind sexuelle Gewaltübergriffe, Kriegstraumata und schwere Formen politischer Verfolgung.

Wichtig ist, dass Traumata von anderen Widrigkeiten des Lebens unterschieden werden, auch wenn eine solche Unterscheidung in der Alltagssprache häufig schwerfällt. Hier werden nicht selten schon ein Liebesentzug, ein nicht erfüllter sehnlicher Wunsch und der Verlust von Vermögen oder Besitz als persönliches Trauma bezeichnet. Psychologisch können dies alles zwar einschneidende Lebensereignisse *(critical life events)* oder Belastungen sein, die durchaus wichtig sind. Allerdings führen sie nicht zu dem typischen Reaktionsmuster, das nach Todesbedrohung oder sexueller Gewalt üblicherweise entsteht.

Todeskonfrontationen gehören bei Menschen in bestimmten Berufen zu ihren fast schon alltäglichen Erfahrungen, wenn man an Notfallsanitäter, Polizisten und Hospiz-Mitarbeitende denkt. In diesem Fall wird von einem «professionellen Trauma» gesprochen. Dieses ist durchaus ernst zu nehmen (worauf in einem folgenden Kapitel eingegangen wird), der Unterschied liegt hier aber darin, dass durch Vorbereitungen und berufliche Routinen die typischen psychischen Traumafolgen entweder viel seltener oder gar nicht ausgebildet werden.

Die Konstellation, dass man zwar selbst nicht todesbedroht ist, aber Zeuge davon wird, wie ein oder mehrere Menschen zu Tode kommen, ist ebenfalls für die Psychotraumatologie relevant geworden. Im Englischen gibt es dafür den Begriff *«bystander trauma»* (Zuschauer-Trauma). Dies als Trauma zu bezeichnen ist dann sinnvoll, wenn die Zuschauer wirklich durch ein akutes Ereignis das Gefühl bekommen: «Fast wäre ich das Opfer dessen geworden, was ich da gesehen habe.» Nach den

Terrorangriffen vom 11. September 2001 und den unzähligen Fernsehbildern von den brennenden New Yorker Twin Towers wurde viel über «traumatisierte Fernsehzuschauer» geschrieben. Obwohl sich bei vielen die Bilder stark einprägten, ist das eine überstrapazierte Begriffsverwendung, denn in einer realen Gefahr waren die Fernsehzuschauer dabei kaum.

Eine letzte Einteilungsmöglichkeit ist die zwischen individuell und kollektiv erlebten Traumata. Sexueller Missbrauch, Unfälle oder Überfälle sind Beispiele für Ersteres, während Kriegstraumata oder Naturkatastrophen meist in der Gemeinschaft erlebt werden, was – wie wir sehen werden – zu Unterschieden in der psychischen Verarbeitung dieser Erlebnisse führt.

1.3 Häufigkeit traumatischer Erlebnisse

Zahlreiche wissenschaftliche Darstellungen zur Traumatisierung und zu den Traumafolgen geben statistische Häufigkeiten an, bei wie vielen Menschen traumatische Erlebnisse auftreten. Solche Zahlenangaben müssen allerdings mit einer gewissen Vorsicht gelesen werden, aus mehreren Gründen. Zum einen kann die genaue Definition, was als ein traumatisches Erlebnis gilt, differieren. Dies betrifft insbesondere den Einschluss von Konfrontationen mit lebensbedrohlichen Erkrankungen (bei sich selbst oder nahen Angehörigen) und die Konfrontation mit dem Tod naher Menschen. Meist werden diese beiden Konstellationen in den großen nationalen Übersichtsstudien (fachsprachlich: epidemiologische Studien) mit einbezogen, obwohl die klinische Erfahrung zeigt, dass die Posttraumatische Belastungsstörung, wie sie im nächsten Kapitel dargestellt wird, nicht aus dieser Art von Ereigniskonstellationen entsteht. Zum anderen berichten die meisten Studien (auch vielzitierte, beispielsweise die amerikanische «Nationale Komorbiditätsstudie» von 1995) nur die Traumahäufigkeiten bei Menschen zwischen dem 18. und dem 65. Lebensjahr.

Diese beiden Einschränkungen vorausgesetzt, sehen die Häufigkeitsangaben für Menschen mit mindestens einem traumatischen Erlebnis in ausgewählten Ländern wie folgt aus:

- Deutschland: Frauen 46%, Männer 54%
- Schweiz: Frauen 38%, Männer 34%
- (Österreich: bisher keine Daten verfügbar)
- Westeuropa (Spanien, Italien, Frankreich, Niederlande, Belgien): Frauen 60%, Männer 67%
- USA: Frauen 51%, Männer 61%
- Australien: Frauen 50%, Männer 65%
- Mexiko: Frauen 71%, Männer 83%
- Japan: 61% (ohne geschlechtsspezifische Angaben)

Von den angegebenen Zahlen lassen sich 20 bis 22% als nicht im engeren Sinne traumatische Erlebnisse abziehen (wie der plötzliche Tod von Angehörigen oder lebensbedrohliche Erkrankungen). Daraus ergibt sich dann, dass ca. 20–60% der Menschen in den untersuchten Ländern mindestens einmal im Leben ein traumatisches Ereignis erlebt haben; Männer meist häufiger als Frauen.

Die landesspezifischen Unterschiede in den Traumahäufigkeiten lassen sich auf historisch-politische Ursachen (Kriege oder Kriegsbeteiligung, Ausmaß krimineller Gewalt) und auf die Verbreitung von Naturkatastrophen zurückführen. Die Schweiz als ein Land, das seit langer Zeit von direkter Kriegsbeteiligung oder großen Naturkatastrophen verschont blieb, verzeichnet demgemäß die geringste Traumahäufigkeit. Doch in der Schweiz zeigt sich auch ein anderes Bild: Es ist das einzige Land, in dem Frauen häufiger als Männer von Traumata berichten. Neben den in allen Ländern verschieden hohen Zahlen für Traumata mit Kriegs- und Naturkatastrophenbezug sind die vier häufigsten «zivilen» Traumaarten in absteigender Reihenfolge: schwere Unfälle, schwere körperliche Gewalt (einschließlich häuslicher Gewalt), sexueller Kindesmissbrauch und sexuelle Gewalt gegenüber Jugendlichen und Erwachsenen.

Die Studien zeigen etwas Weiteres, sehr Wichtiges: Traumatabetroffene erleben in der Regel im Laufe des Lebens nicht nur ein einziges Trauma, sondern es werden gleich mehrere Traumaarten durchlitten, etwa schwere körperliche Gewalt, sexuelle Gewalt und Kriegseinwirkungen. Diese Zahl erlebter Traumata erhöht sich im individuellen Fall noch mehr, wenn man bedenkt, dass hinter jeder der genannten Kategorien nicht nur ein Einzelereignis, sondern mehrere Ereignisse verteilt über die Zeit stehen, was im Falle von sexuellem Kindesmissbrauch und Kriegserlebnissen unmittelbar einleuchtend ist. Daher bleiben die in diesem Abschnitt genannten Zahlen übermäßig abstrakt und verallgemeinernd. Die – wie es die Psychotherapeuten nennen – *multiple, sequentielle oder chronische Traumatisierung* als Voraussetzung für eine Traumafolgestörung hat Auswirkungen auf das therapeutische Vorgehen, das in einem folgenden Kapitel beschrieben werden wird.

2. Die Posttraumatische Belastungsstörung (PTBS) und andere Traumafolgestörungen

2.1 Posttraumatisches Leiden: unmittelbare und mittelfristige Symptome

Traumatische Erlebnisse, die wie beschrieben aus ganz verschiedenen Situationen und Ereignissen bestehen können, führen typischerweise zu unmittelbaren Veränderungen der Psyche. Zuerst geschieht dies in Bezug auf die Bewusstseinsfunktionen (im Wesentlichen Aufmerksamkeit, Wachheit und Reaktionsbereitschaft). Etwas später wirkt diese Veränderung dann auf die Gefühle, das Denken und die soziale Einbindung der Betroffenen. Schon während des traumatischen Geschehens kommt das routinemäßige Funktionsgleichgewicht (Homöostase) der Psyche an die Grenzen seiner Regulationsfähigkeit und kann kurz- oder mittelfristig zusammenbrechen. Diese schockartige, unmittelbare Reaktion auf traumatische Ereignisse ist bei fast allen Betroffenen zu finden und lässt sich als Zustand innerer Betäubung beschreiben. Manche Betroffene berichten danach, sie hätten sich «wie in einem Film gefühlt». Betäubung und ein filmartiges «Außer-sich-Sein» sind dissoziative Zustände (bewusstseinsbeeinträchtigte Zustände). Ob diese Zustände von nicht zu stoppenden Emotionskrämpfen, wie verzweifeltem Wehklagen, starken Weinkrämpfen oder Panikattacken, begleitet werden, ist situativ und individuell verschieden. Mit der Zeit, nach Minuten, Stunden oder ein bis zwei Tagen, beginnen einige psychische Funktionen sich wieder zu erholen. Wie lange das jeweils dauert, ist auch davon abhängig, wie sich die traumatische Situation weiterentwickelt oder ob sie bereits beendet ist. Bei einigen Betroffenen bleiben allerdings wichtige Bewusstseinsfunktionen durch die traumabedingte Überlastung beeinträchtigt, was dann den Kern der mittel- und langfristigen posttraumatischen Störung ausmacht.

In der Tierverhaltensforschung (Ethologie) ist bei Gefahr oder Erschrecken eine ähnliche Verhaltensweise bekannt: die Schreckstarre oder der Todstellreflex. Dabei kommt es zu einer Bewegungsunfähigkeit; im menschlichen Organismus findet sich das beschriebene analoge Verhalten durch das Aussetzen der Bewusstseinsintegration. Da Menschen nicht nur reflexgesteuert sind, ist die Schreckstarre nicht vollständig. Beispielsweise sind viele Betroffene fähig, sich aktiv aus direkten Gefahrenzonen kriegerischer Handlungen, aus Erdbebenzentren zu retten oder sich aus der Gewalt von Sexualtätern zu befreien. Traumatische Situationen sind nicht selten von Tod und schweren Verlusten begleitet. Trotzdem sind die meisten Betroffenen fähig, auch in diesen kritischen Situationen direkt zu reagieren und Rettungsversuche zu unternehmen. Der Zusammenbruch der Bewusstseinsfunktionen ist daher nicht vollständig; in der Folgezeit stellt sich die Integration des Bewusstseins schrittweise wieder her, mit dem Ergebnis, dass es häufig zu psychischem Leiden kommt, das sich wie ein Schmerz über die Seele legt. Dieser psychische Schmerz wird von Emotionen, Kognitionen, Körperempfindungen und Beziehungsveränderungen begleitet, die im Folgenden genauer beschrieben werden.

Die ein bis zwei Tage dauernde Spontanreaktion wird «akute Belastungsreaktion» genannt. Obwohl sie international seit den 1990er Jahren als offizielle Diagnose und damit als krankheitswertig in den Definitionen der Weltgesundheitsorganisation angesehen wird, ist man sich unter Experten eher einig, dass es sich bei dieser Reaktion um eine Normalreaktion handelt. Diese kann allerdings verschieden stark ausfallen und auch – nicht nur bei den Notfalleinsatz-Berufen – mit einem äußerlichen Weiteragieren verbunden sein. Manche Menschen beschreiben das wie ein Funktionieren auf «Autopilot», also ein automatisiertes Weitermachen. Die «akute Belastungsreaktion» kann am besten als «normale Reaktion auf eine außergewöhnliche Situation» beschrieben werden.

Nach dieser als Schock zu beschreibenden Erstreaktion regenerieren sich die Bewusstseinsfunktionen bei den meisten Menschen. Aufmerksamkeit, Reaktions- und Koordinationsvermögen stellen sich wieder ein. Es kann aber zu einem nicht zu beeinflussenden Wechselbad psychischer Zustände kommen: Einerseits wird man von Erinnerungen an das traumatische Erlebnis überflutet, andererseits läuft das «Alltagsfunktionieren» bereits wieder normal. Dieser Zustand, der bis zu einen Monat anhält, wird auch als «akutes Belastungssyndrom» bezeichnet (Syndrom in Abgrenzung zur davor genannten Reaktion, die sich nur auf ein bis zwei Tage bezieht). Sehr klar abgrenzbar ist dieses Belastungssyndrom mit seinen wechselnden psychischen Zuständen allerdings nicht, so dass auch hier noch gelten sollte, psychische Veränderungen in diesem Zeitraum als «normale Reaktion auf eine außergewöhnliche Situation» einzuordnen. Bis zur Wiederanpassung, also bis die psychischen Funktionen sich wiederhergestellt haben, vergeht bei vielen einige Zeit. Als Betroffener merkt man an sich selbst, ob man noch ständig an das traumatische Geschehen denkt, ob man schon wieder Erholung im Schlaf findet, unbekümmert mit anderen Menschen agieren kann und einen das Erlebte nicht mehr vollständig aus der Fassung bringt.

Wie beschrieben, kommt es nach einem individuell unterschiedlichen Zeitverlauf bei den Betroffenen zu einem spürbaren psychischen Leiden. Bei miterlebtem Sterben oder Tod sind das zum einen Trauerschmerzen, in Fällen sexueller Gewalterfahrungen der psychische Schmerz der tiefen Demütigung und der Beschmutzung. Dazu kommen typische Veränderungen der

Emotionen, Kognitionen, der Körperempfindungen und zwischenmenschlichen Beziehungen.

Typische kurz- und mittelfristige, dem Trauma folgende Emotionen sind Ängste, Ekel, Abscheu, Scham und Wut: Häufig ist die Angst, dass man nie wieder aus dem jetzigen inneren Alarmzustand herauskommt; dann Ekel und Abscheu – körperlich stark spürbare aversive Reaktionen auf die Erinnerungen; Scham – die Betroffenen möchten sich verbergen; Wut – über das, was passiert ist, und über das Nicht- oder das falsche Eingreifen von anderen.

Typische posttraumatische Kognitionen betreffen den Wunsch nach Verdrängung oder Vermeidung: «Ich kann und will nicht mehr an das denken, was passiert ist, denn ich halte es sonst nicht aus; mein Kopf zerspringt, wenn diese Bilder/Gerüche/Geräusche in meinem Kopf bleiben.» Andere Kognitionen zentrieren sich um die innere Beschädigung: «Ich bin zerbrochen; ich bin ein lebloses Ding geworden.» Es treten auch Überzeugungen entweder von einer eigenen (Mit-)Schuld, von der Schuld anderer oder von beidem gleichzeitig auf: «Ich habe mich falsch verhalten» bzw. «Die anderen hätten helfen sollen und haben es unterlassen». Die Selbstachtung ist bei vielen Beteiligten beschädigt oder gar vernichtet: «Ich bin nichts mehr wert; ich bin ein Versager.»

Bei der Aufzählung dieser Gefühle und Gedanken wurden die posttraumatischen Körperempfindungen teilweise schon aufgeführt: der gefühlte innere Alarmzustand bei Angst, Übelkeit und Brechreiz bei Ekel und innere Hitzeempfindungen bei Scham. Hinzu können panikartiges Herzrasen, Schwindel, Druck auf der Brust sowie Schwächegefühle kommen, wenn die Erinnerungen an das Geschehene die betroffene Person überfluten.

Auch im zwischenmenschlichen Bereich kommt es in den Tagen und Wochen nach einem Trauma häufig zu Veränderungen: Ein Entfremdungsgefühl gegenüber anderen setzt ein, das selbst die Allernächsten betrifft, wenn diese das Trauma nicht selbst erlebt haben. «Ich fühle mich wie hinter einer Glaswand, und ihr seid getrennt von mir; ihr habt es nicht erlebt und könnt nicht nachvollziehen, wie es mir geht.» Berührungen und Intimität sind häufig erschwert oder unmöglich. Besonders bestürzend ist, dass beispielsweise Mütter, die während des traumatischen Geschehens ein Kind verloren haben, sich nicht mehr richtig um die anderen, überlebenden Kinder kümmern können. Das Mitgefühl ist in dieser Zeitspanne oft zerstört, selbst wenn es sich um die eigenen nahen Angehörigen handelt.

Zu den bisher geschilderten Symptomen und Leidensäußerungen kommt es ab dem Teenager-Alter. Kindheitstraumata entfalten – wie schon angedeutet – eine andere Dynamik, auf die in Abschnitt 2.3 (zur Entwicklungstraumastörung) eingegangen wird.

2.2 Die PTBS und die Komplexe PTBS

Durch die Medien ist die Posttraumatische Belastungsstörung (PTBS) inzwischen in einem weiten Kontext bekannt geworden. Sie wird manchmal auch mit ihrer englischen Abkürzung als PTSD *(post-traumatic stress disorder)* bezeichnet. Weniger bekannt ist die «Geschwisterdiagnose» Komplexe Posttraumatische Belastungsstörung (K-PTBS), welche nach geltender medizinischer Nomenklatur bisher eigentlich als «Andauernde Persönlichkeitsveränderung nach Extrembelastung» bezeichnet werden müsste. Beide Diagnosen, die PTBS und die Komplexe PTBS sind Krankheiten, die nur eine Minderheit der Menschen nach Traumatisierung betreffen – wie viele, das wird am Ende dieses Kapitels beschrieben.

Die PTBS entwickelt sich aus den unmittelbaren Symptomen der Traumatisierung. Genaue Zeitangaben, ab wann sie in Erscheinung tritt, sind schwer zu eruieren. Allerdings sollten nach geltender Lehrmeinung zumindest ein oder mehrere Monate nach der Beendigung der Traumaeinwirkung vergangen sein. Wichtig ist, dass sich die PTBS aus den bereits beschriebenen psychischen Veränderungen heraus entwickelt. Ihre Symptome müssen gravierend sein und eine gewisse Schwelle beeinträchtigender Schwere überschreiten, um die Krankheit als solche festzustellen. Die hier beschriebenen Symptome können aber auch bei traumatisierten Menschen in einer abgeschwächten

Form vorkommen; die Betreffenden fühlen sich dann noch gesund und sind auch aus einer Außensicht als gesund zu bezeichnen.

Der PTBS liegen traumabedingte Fehlfunktionen des Gedächtnisses und des Bewusstseins zugrunde. Dazu gehören als Erstes Symptome der «Intrusion» (lat.: Eindringen) oder des «Wiedererlebens». Die Betroffenen fühlen sich von ungewollten, belastenden Erinnerungen an das Trauma überschwemmt.

Fallbeispiel I: Opfer eines kriminellen Überfalls

«Seit dem Überfall bin ich ein völlig anderer Mensch geworden. Abends liege ich im Bett, und dann kommen diese Gedanken und Bilder, und dann liege ich ewig wach. Ich habe jetzt einen Punkt erreicht, wo ich merke, es geht einfach nicht mehr weiter …

Wenn ich irgendwo bin und es gibt ein plötzliches Geräusch, da zucke ich zusammen. Da ist es wieder. Man kann's nicht abstellen. Man muss es sich so vorstellen: Das ist wie ein elektrischer Schlag. Und der geht sofort nach oben und löst bei mir einen Schweißausbruch aus. Ich bin nervlich völlig am Ende …

Meine Freunde versuchen immer wieder, mich aufzumuntern. Sie sagen, ich soll das jetzt vergessen und mir doch mal ein schönes Leben machen. Das tut unheimlich weh. Das schmerzt, weil ich mir das gar nicht mehr richtig vorstellen kann …» (Aus Maercker, 2014, S. 16)

Das Bewusstsein mitsamt seiner Regulationsfähigkeit der Aufmerksamkeit, Zeiteinschätzung und Reaktionsbereitschaft ist in Mitleidenschaft gezogen und «verwechselt» die Gegenwart mit der Vergangenheit. Patienten mit PTBS geraten dadurch in eine ungewollte Gebundenheit an das schrecklich Erlebte. Diese Gebundenheit zeigt sich in Bildern, Geräuschen oder anderen lebhaften Eindrücken des traumatischen Ereignisses, die unbeabsichtigt sowohl in den Schlaf «eindringen» als auch in den wachen Bewusstseinszustand. Die letztgenannten Phänomene nennt man «Flashbacks» mit einem an Foto- und Filmtechniken erinnernden Ausdruck. Es geht um blitzartige, als vollkommen real erlebte Zustände des Wiedererlebens, verbunden mit einer Unfähigkeit, sie als etwas früher Geschehenes und schon Abgeschlossenes zu erkennen.

Fallbeispiel 2: Opfer sexueller Gewalt

«Das Dumme ist: Wenn ich bei mir im Geschäft Männer an der Theke vor mir habe, dann rastet bei manchen von denen innerlich bei mir irgendetwas aus. Plötzlich denke ich: Der Typ hat seine Hände auf mich gelegt; ich spüre seine Alkoholfahne; ich bin wie erstarrt, weil ich denke, der will in mich eindringen, und es ist eklig – aber das findet alles gar nicht real statt. Ich bin für einen Moment völlig weg. Dabei sind mir schon Gläser kaputtgegangen, weil ich sie zerdrückt habe. Meine Chefin hat mir gesagt, dass sie mich da stehen sieht und ich nicht ansprechbar bin. Es dauert allerdings nur ganz kurz; trotzdem, ich hasse es, aber es passiert mir immer wieder.»

Die bei der PTBS besonders häufigen Alpträume sind intensiv und haben vor allem einen realen Bezug zum ehemals Erlebten. Durch Alpträume gestörte Nächte – bei Gesunden sehr selten – erleben Menschen mit einer PTBS regelmäßig. Ebenfalls anders als bei Gesunden, bei denen die Alpträume meist völlig fiktional sind, wechseln Bestandteile der realen Erinnerung mit einer alptraumartigen Übersteigerung ab. Ein weiteres Kennzeichen der unwillkürlichen Wiedererlebenssymptome ist, dass sie meist durch *Trigger* (= Schlüsselreize) auftreten, die aus Geräuschen, optischen Reizen (z.B. Uniformen, bestimmte Farben), Nachrichteninhalten oder Enge bestehen – diese können reflexartig zu den Symptomen führen. Einige PTBS-Patienten nehmen solche Trigger in ihrer Umwelt auch nur «unbewusst wahr» und reagieren mit Intrusionen, obwohl sie die trauma-assoziierten Geräusche, Gegenstände o.Ä. nicht wissentlich bemerkt haben (in den Fallbeispielen bestimmte Geräusche oder Gesichter).

Zu den Intrusionen kommen zwei andere Arten von Symptomen, die eine PTBS ausmachen: Symptome der Vermeidung und der erhöhten Erregung. Die Vermeidungssymptome bestehen aus – wie es die Psychologie nennt – «verfestigten» Einstellungen: nicht an das Trauma denken zu wollen und alle Aktivitäten zu unterlassen, die einen an das Trauma erinnern, etwa bestimmte Menschen zu treffen, Unterhaltungen zu führen oder in Situationen zu kommen, die irgendwie auf das Trauma verweisen. In Deutschland gab es die aus dem Zweiten Weltkrieg zurückgekehrten Väter oder Großväter, die niemand dazu bringen konnte, von ihren Kriegserlebnissen zu berichten. Ebenso ist es schwer leidenden sexuell Traumatisierten nicht spontan möglich, über ihre Erfahrungen zu reden – meist auch noch nicht einmal, daran zu denken.

Fallbeispiel 3: Ehemaliger politischer Häftling aus DDR-Stasi-Haft

«Die Einsamkeit, die hat mich förmlich angezogen. Ich habe es nicht geschafft, irgendwie darüber hinwegzukommen. ... Dann hätte ich den Leuten schon sagen müssen: ‹Ich bin aber kein Krimineller, ich bin Politischer, ich habe keinem etwas getan› und so weiter. Und da war schon wieder die Sperre für mich da. Und dort bin ich dann geflüchtet, praktisch raus in die Natur, in die Einsamkeit.»

Die Symptome der erhöhten Erregung sind eigentlich anhaltende Befürchtungen vor weiteren drohenden Gefahren. Sie äußern sich vor allem in erhöhter Wachsamkeit und sehr leicht auslösbarem Erschrecken. Die ständige Wachsamkeit kann dazu führen, dass eine betroffene Person sich in unbekannten Umgebungen sehr unwohl fühlt, sich durch Beobachten und «Auf-der-Hut-Bleiben» fortdauernd absichert. In extremen Fällen wurde dieses Verhalten von Psychiatern auch schon als wahnhaftes Verfolgungsgefühl fehlgedeutet. Das Erschrecken kann durch kleinste Reize ausgelöst werden. Dabei können die Betroffenen interessanterweise meist angeben, dass dies «früher», nämlich vor den traumatischen Erlebnissen, «nicht so war».

Weiterführung von Fallbeispiel 3: ehem. politischer Häftling

«Es ist vollkommen idiotisch, sag ich Ihnen. Wenn ich irgendwo bin, bei Bekannten, und das Telefon klingelt. Da zucke ich zusammen. Das ist da. Man kann's nicht abstellen. Man muss es sich mal so vorstellen: Das ist wie ein elektrischer Schlag. Und der geht sofort nach oben und löst bei mir einen Schweißausbruch aus.»

Schon vor 400 Jahren hat William Shakespeare in seiner Tragödie «Heinrich IV.» wichtige der genannten Symptome und ihre lebensverändernde Rolle beschrieben, wenn er Lady Percy zu ihrem Ehemann sagen lässt:

O mein Gemahl, …
Was heftest du die Augen auf die Erde
Und fährst so oft, wenn du allein bist, auf?
Warum verlorst du deiner Wangen Frische?
Gabst meine Schätze und mein Recht an dich
Starrseh'nden Grübeln und verhasster Schwermut? …
Dein Geist in dir ist so im Krieg gewesen
Und hat im Schlafe so dich aufgeregt,
Dass Perlen Schweißes auf der Stirn dir standen

Tabelle 1 listet Personen auf, die, nach dem, was man über sie weiß, wahrscheinlich an einer PTBS litten. Personen aus früheren Jahrhunderten als dem 19. und 20. sind nur in sehr geringer Zahl vertreten (im Unterschied zu ähnlichen Zusammenstellungen über Personen, denen etwa eine Depression nachgesagt wurde, da solche Krankheitsbilder schon länger bekannt sind). Bis auf die beiden letztgenannten Personen mit Geburtsjahrgängen nach 1970 liegen für die Erwähnten meist nur indirekte Hinweise vor – oder ihre Biographen haben diese Störung rekonstruiert.

Auffällig ist, dass in der Tabelle fast nur Künstler vertreten sind (oder doch solche Personen, die sich künstlerisch betätigen). Das ist bei entsprechenden Zusammenstellungen von Personen mit depressiven oder Angsterkrankungen anders und ist ähnlich wie bei den Menschen mit Psychosen, also sehr schweren und den Alltag beeinträchtigenden Störungen. Interessant ist weiterhin, dass viele der erwähnten bildenden Künstler thematisch auf ein traumahaftes Sujet bezogen oder gar fixiert waren. In vielen Variationen machten sie es zum Zentrum ihres Schaffens. Auf diese sogenannte *traumatische Fixierung* wird unten noch genauer eingegangen. Erfreulicherweise bezeugen zumindest die beiden letztgenannten Personen, dass die PTBS durch eine Therapie geheilt werden kann. Davon haben sowohl Monica Seles als auch Lady Gaga/S. J. Germanotte selbst berichtet.

Die *Komplexe Posttraumatische Belastungsstörung* (K-PTBS) ist eine Störung, bei der Chronifizierungen der Veränderungen

Tabelle 1: Eine Zusammenstellung von Personen mit vermuteter Traumafolgestörung

Person	**(Vermutete) Art des Traumas**	**Anzeichen der Traumafolgestörung**
Achilles (mythische Gestalt bei Homer, 800 v. Chr.)	Kriegstrauma	Betrauert den Tod seines Kameraden Patroklos, nachfolgende berserkerhafte Wut
Artemisia Gentileschi (Malerin, 1593–1653)	Sexuelle Gewalt	Fixierung auf gewalttätige Bildmotive (Vergewaltigung der Lucretia, Tod des Holofernes)
Samuel Pepys (engl. Chronist, 1633–1703)	Londoner «Großer Brand» 1666	Beschrieb unmittelbare Traumasymptome
Charles Dickens (Schriftsteller, 1812–1870)	Schwerer Eisenbahnunfall 1865	Nach dem Unfall keine literarische Produktion mehr; starb am 5. Jahrestag des Unfalls
Emily Dickinson (amerik. Dichterin, 1830–1886)	Unbekannt, im Alter von 17 Jahren vermutet	Rückzug in die Einsamkeit seit dem 17. Lebensjahr; beschrieb die Innenwelt Traumatisierter
T. E. Lawrence («Lawrence von Arabien», Offizier, Archäologe, 1888–1935)	Kriegstrauma, einschließlich physischer und sexueller Übergriffe	Beschrieb seine «Erschöpfung und Schuldgefühle», lebte zurückgezogen
Wilfried Owen (engl. Offizier, Dichter, 1893–1918)	Kriegstrauma	Realistische Kriegsberichte und Gedichte über die eigene Betroffenheit
Zoran Mušič (slowen.-ital. Künstler, 1909–2005)	Holocaust: Konzentrationslager Dachau	Fixierung eines Teils seines Werks auf Bilder von Leichenbergen und Getöteten
Billie Holiday (Jazzsängerin, 1915–1959)	Fortgesetzter sexueller Missbrauch	Setzte ihren extremen Lebensstil (Drogen-, Alkoholexzesse) selbst mit dem Missbrauch in Verbindung

Person	**(Vermutete) Art des Traumas**	**Anzeichen der Traumafolgestörung**
Primo Levi (ital. Schriftsteller, 1919–1987)	Holocaust: Vernichtungslager Auschwitz	Schrieb in seinen Büchern über die Traumafolgen und die Überlebenden-Scham; nahm sich das Leben
Joseph Beuys (Aktionskünstler, 1921–1986)	Kriegstrauma (u. a. Abschuss seines Kampfflugzeugs)	Fixierung eines Teils seines Werks auf Überlebensmaterialien
Kurt Vonnegut (US-Schriftsteller, 1922–2007)	Kriegstrauma	Der (Anti-)Kriegsroman «Schlachthof 5» fiktionalisiert seine PTBS
Audie Murphy (US-Offizier, Schauspieler, 1925–1971)	Kriegstrauma («hochdekorierter Weltkriegssoldat»)	Sprach öffentlich über seine Traumasymptome, verfilmte Autobiographie «Zur Hölle und zurück»
Jackie Kennedy-Onassis (Journalistin, 1929–1994)	Attentat auf ihren Ehemann John F. Kennedy	Ihre PTBS wurde nach ihrem Tod durch Selbstzeugnisse bekannt
Niki de Saint Phalle (Bildhauerin, 1930–2002)	Sexueller Missbrauch, physische Gewalt	Rückzug in die Einsamkeit, suizidales Verhalten, autobiographische Berichte
Monica Seles (Tennisspielerin, geb. 1973)	Attentat: Messerattacke	Rückzug für mehrere Jahre; berichtete von ihrer Krankheit
Lady Gaga (S. J. Germanotta, Popsängerin, geb. 1986)	Sexuelle Gewalt im Alter von 19 Jahren	Berichtet über den Vorfall, dessen psychische Folgen und ihre Psychotherapie

von Emotionen, Kognitionen, Körperempfindungen und zwischenmenschlichen Beziehungen im Vordergrund stehen. Die akuten Veränderungen in den Tagen, Wochen und ersten Monaten nach einem Trauma wurden im vorangegangenen Kapitel bereits beschrieben – und aus ihnen ergeben sich dann die wesentlichen Symptome der K-PTBS. Bei dieser «Geschwisterstörung» der PTBS liegen auch deren Kernsymptome vor: Wiedererleben, Vermeidung und erhöhte Erregung. Die Betroffenen klagen in der Regel allerdings nicht über PTBS-Symptome wie

Flashbacks, Rückzug und Reizbarkeit. Häufig kommen in einer Therapie erst nach der langsamen Rückbildung der drückenderen Hauptprobleme der K-PTBS die auch hier vorhandenen Fehlfunktionen des Gedächtnisses und des Bewusstseins zum Vorschein und können dann im weiteren Therapieverlauf mitbehandelt werden.

Die K-PTBS wird meist hervorgerufen durch anhaltende traumatische Erlebnisse, die mehrere oder sich wiederholende traumatische Ereignisse einschließen. Das häufigste Beispiel einer komplexen Traumatisierung, also des Erlebens von fortgesetzten, sich wiederholenden traumatischen Ereignissen, ist sexueller oder physisch-gewalttätiger Missbrauch in der Kindheit. K-PTBS liegt aber auch häufig vor bei Opfern von häuslicher Gewalt, Opfern von Menschenhandel und sexueller Ausbeutung, Kindersoldaten, Flüchtlingen oder zivilen Opfern kriegerischer Auseinandersetzungen, die gefoltert wurden oder andere Formen von politischer oder organisierter Gewalt erlebt haben.

Fallbeispiel 4: Opfer sexueller Gewalt

Die 23-jährige Patientin, die im Alter zwischen neun und vierzehn Jahren wiederholter sexualisierter Gewalt ausgesetzt war, berichtet:

> «Lange habe ich nicht darüber reden können, was ich damals erlebt habe. Ich hab's irgendwie nicht zusammenbekommen ... Bis heute bin ich mehr auf meine Mutter sauer als auf den M. [ihren Stiefvater]; die [Mutter] hätte mich doch da rausholen müssen. Ich kann bis heute nichts empfinden beim Miteinanderschlafen. Die ganze Sache ist für mich völlig verkorkst. Ich weiß, andere könnten mich als ‹Nutte› bezeichnen, weil ich jetzt so oft in so was reinstolpere. Ich weiß auch nicht ... An den Tagen danach – jetzt bin ich völlig neben der Spur, man hat mich schon irgendwo in der Stadt aufgefunden und nach Hause gebracht, und ich weiß von nichts. Völliger Filmriss ohne Alkohol oder Drogen ... Ich komme mir so schmutzig vor – direkt, und deswegen muss ich mich so oft duschen. Aber irgendwie bin ich auch als Mensch völlig schmutzig und verdorben. Ich ziehe die anderen mit in den Dreck. Ja, ich habe damals auch den M., der eigentlich ein guter Mensch war, kaputt gemacht, der hat ja viel ge-

heult wegen mir ... Meine Gefühle sind ein Scheißdreck. Ich kann nichts damit anfangen. Ich liege immer falsch damit. Die [Menschen, die] mir gut sind, auf die werd' ich unglaublich aggressiv und verletzend, da geht's mir erst gut, wenn's denen schlecht geht. Und andersrum ... Das weiß ja keiner, wie das ist, wenn man sich selber nicht spürt. Ich schau mir meinen Arm an – es ist nicht meiner. Ich habe keinen Körper, jedenfalls fühle ich keinen. Man hat mir gesagt, dass ich begabt bin und aus mir was werden könnte – und ich versuche es auch, aber ich glaube, ich hab' doch nicht die innere Kraft, dass ich das schaffe. Irgendwie habe ich nichts, worauf ich aufbauen kann ...»

Fallbeispiel 5: Ehemaliger politischer Häftling aus DDR-Stasi-Haft

Ein Patient, der mit 21 Jahren aus politischen Gründen in der ehemaligen DDR inhaftiert wurde und 26 Jahre lang im Gefängnis war, berichtet:

«Ich bin nicht mehr so, ich bin anders geworden. Ich versuche, vieles nicht mehr an mich herankommen zu lassen. Vieles interessiert mich einfach nicht mehr. Aber wenn was rankommt, überreagiere ich, aggressiv zum Teil und intoleranter dadurch. Wenn mich was erwischt, dann muss ich darum kämpfen, hab' meinen Stolz und meine Ehre. Und das bereitet mir schon Probleme ... Ich habe Probleme mit allem, was so irgendwie an Zwangsmechanismen erinnert. Entweder erstarrt man davor und wagt nicht, sich zu rühren, oder man begehrt dagegen auf und nimmt das absolut nicht ernst. Die Zwischenform, das, was angemessen wäre, das fehlt bei mir. Und das wirkt sich natürlich am Arbeitsplatz aus. Ich bin mehr arbeitslos, als dass ich einen Job habe, weil ich die Hierarchien nicht verinnerlichen kann. Da schaffe ich es irgendwie nicht, die angemessene Reaktion zu finden ... Und wenn ich dann wieder sehe, dass die [ehemaligen Täter] es gut haben, das verursacht bei mir so ein massives Bauchgrimmen, dann bin ich 2, 3 Tage nicht ansprechbar, weil ich den Eindruck habe, die haben plötzlich wieder den Sieg ... Ich bin dann dort hingegangen und habe die Räume vollgesprayt ... Das braucht man für die eigene psychische Gesundheit.

Man muss doch die Leute auch mal ein bisschen foltern ... Solange, wie ich lebe, werde ich alles hassen, was mit denen zu tun hat. Ich

> bin ein Kämpfer, und das hat mir wenig Freunde geschaffen ... Meiner Frau gegenüber bin ich im Nichtverstehen manchmal sehr böse gekommen, sehr, sehr böse ... Man hatte die Opfermentalität, man hat einfach von der Umwelt erwartet, dass man verstanden wird. Aber das war ja nicht vorhanden, da gab es so eine Mauer des Schweigens, eine Mitschuld des Schweigens. Da hat man sich weiter eingeigelt ...» (beide Fallbeispiele aus Hecker und Maercker, 2015, S. 553)

Um das variantenreiche Bild der K-PTBS diagnostisch konzise beschreiben zu können, wurde anlässlich der Neugestaltung des ICD-11 der Weltgesundheitsorganisation eine Formulierung erarbeitet, die von drei zentral beeinträchtigten Funktionsbereichen ausgeht: Störungen der Affektregulation, der Selbstwahrnehmung sowie der Beziehungsgestaltung.

Störungen der Affektregulation: Gefühle und ihr jeweiliger äußerer Ausdruck bilden zusammengefasst die Affekte. Zu Problemen kann es hier kommen, wenn eine Feinabstufung der Gefühlsausdrücke nicht möglich ist. Die negativen Gefühle von Angst, Traurigkeit oder Hass werden dann jeweils in ihrer stärksten Ausprägung empfunden und gezeigt, was bei Angst zu verschiedenen Phobien, bei Traurigkeit zu häufiger Missstimmung und beim Hassgefühl zu dominant auftretendem Ärger und Zorn führt. Die Betroffenen sind in zwischenmenschlichen Situationen und Kommunikationen leicht erregbar und müssen sich Selbstberuhigungstechniken mühsam beibringen. Es kommen selbstschädigende Verhaltensweisen vor, in denen sich die Betroffenen beispielsweise immer stärker in aussichtslose Lagen «hineinreiten», was mit einer allgemein erhöhten Impulsivität verbunden ist.

Negative Veränderungen des Selbstkonzepts: Hierzu gehört ein beeinträchtigtes Identitätsgefühl mit der verfestigten Überzeugung, ein beschädigtes Leben zu führen, das nicht mehr zu reparieren ist. Zur gleichen Zeit kann auch die Überzeugung vorherrschen, im Leben etwas falsch gemacht zu haben und minderwertig zu sein. Dies wird von permanenten Schuld- und Schamgefühlen begleitet. Diese Selbstbeschuldigungen sind durch Außenstehende zunächst schwer oder gar nicht nachvollziehbar, denn nicht die Betroffenen haben das ausgelöst, was ihnen passiert ist (wie beschrieben, häufig ein sexueller Missbrauch in der Kindheit oder Foltererfahrungen im Erwachsenenalter), sondern das waren Täter, aber die Betroffenen können diesbezüglich keine eindeutigen Ursachenzuschreibungen machen.

Störungen der Beziehungsfähigkeit: Im zwischenmenschlichen Bereich sind Störungen, die sich großenteils schon aus dem vorher Dargestellten ergeben, so augenfällig und einschneidend, dass diese diagnostisch noch einmal separat zusammengefasst werden. Den Betroffenen fällt eine gleichberechtigte partnerschaftliche Interaktion außerordentlich schwer, oder diese ist für sie gänzlich unmöglich. Sie neigen zu überspannten Ansichten, die ein Zusammenleben erschweren, und sind weitgehend unfähig, anderen ihr Vertrauen zu schenken.

Insgesamt erzeugen diese Symptome zusammen mit den PTBS-Kernsymptomen das Bild einer schweren psychischen Erkrankung. Die Betroffenen sind deshalb oft Patienten in psychiatrischen oder psychosomatischen Krankenhäusern. Dabei wurden – und werden – sie aufgrund ihrer mannigfaltigen Symptomatik oft fehldiagnostiziert, in der Regel mit einer Persönlichkeitsstörung oder seltener mit einer Bipolaren affektiven Störung (früher als «Manisch-depressive Krankheit» bezeichnet). Allerdings ist die Kernsymptomatik der Borderline- bzw. emotional instabilen Persönlichkeitsstörung in der Tat der K-PTBS ähnlich. Es kommt hinzu, dass mehr als die Hälfte dieser Patientinnen mit Borderlinestörung – meist handelt es sich um Frauen – auch ein oder mehrere Traumata in ihrer Biographie erlebt haben.

Die instabilen Gefühle und Affekte, die häufigen Missverständnisse, die Neigung, in veränderte Bewusstseinszustände zu fallen (Dissoziation, siehe unten), und das oft sehr schlechte Bild von sich selbst sind Symptome, die bei beiden Diagnosen vorkommen. Es gibt allerdings auch Unterschiede: Menschen mit einer Borderlinestörung zeigen das sogenannte selbstverletzende Verhalten (sich selbst schneiden, ritzen, Nadeln einstechen, Brandwunden zufügen, beißen u. a.), sie verhalten sich in Beziehungen extremer (machen panische Versuche, Partner zu finden, u. Ä.), und ihre Selbsteinschätzung wechselt schneller. Auf der anderen Seite haben sie kaum auf traumatische Ereignisse bezogene Alpträume und versuchen die Gedanken an diese auch nicht massiv zu vermeiden. Da allerdings Teile der psychotherapeutischen Behandlung für beide Diagnosen gleich sind, insbesondere in der ersten Phase der Therapie, hat eine anfängliche Vermischung der Diagnosen keine irreparablen Konsequenzen.

Wie am Anfang dieses Kapitels beschrieben, ist die Unterteilung in die «klassische» und die Komplexe PTBS noch neu und wird auch noch nicht von allen psychiatrischen Lehrmeinungen getragen. Das Klassifikationssystem «DSM-5» der amerikanischen Psychiatervereinigung hat sich gegen diese Unterteilung entschieden, allerdings zwei Auswege gelassen: Die Komplexe Traumastörung kann als «Andere nicht näher bezeichnete Trauma- und Stressstörung» bezeichnet werden; alternativ kann durch eine dort viel weiter gefasste Definition der «klassischen» PTBS ein Patient in den USA auch diese Ursprungsdiagnose bekommen.

Mit welcher Häufigkeit kommt es zu den beiden in diesem Kapitel gekennzeichneten Störungen? Aufgrund der recht neuen Unterteilung in die PTBS und die K-PTBS liegen diese Angaben bisher fast ausschließlich für die PTBS vor; die Aufteilung der Angaben auf beide Diagnoseformen muss der Zukunft überlassen werden. Da aber bei der K-PTBS, wie beschrieben, die PTBS-Kernsymptome nicht im Vordergrund stehen müssen, können diese auch in Studien leicht übersehen werden. Deshalb müssen die folgenden Zahlenangaben jeweils um ca. ein Fünftel erhöht werden, um eine Schätzung für beide Störungen gemeinsam anzugeben.

In Abhängigkeit von der Art des Traumas zeigt sich folgende Häufigkeit:

- ca. 40% nach Vergewaltigung
- ca. 35% nach sexuellem Missbrauch in der Kindheit
- ca. 25% nach anderen Gewaltverbrechen
- ca. 25% bei zivilen Kriegsopfern

- ca. 15 % bei ehemaligen Soldaten
- ca. 35 % bei Folter- und Verfolgungsopfern
- ca. 10 % bei schweren Verkehrsunfällen
- ca. 5 % gemittelt über alle Gruppen von Beteiligten bei Naturkatastrophen.

Wie schon beschrieben, variieren die Häufigkeiten (fachsprachlich: Prävalenzen) in der Bevölkerung aufgrund der historischen und regionalen Besonderheiten, so dass sie in den meisten Ländern der Erde zwischen 1 % und 7 % liegen, mit einer Häufigkeit in Deutschland von 1,5 bis 2 %.

2.3 Entwicklungstraumastörung

Die Nachwirkungen der Traumatisierungen und anderer aversiver Ereignisse in der Kindheit bis hin zum Teenager-Alter werden seit einiger Zeit mit dem Begriff der Entwicklungstraumastörung bezeichnet. Bevor diese genauer beschrieben wird, eine Erläuterung: Einmalige traumatische Erlebnisse (Typ-I-Traumata) können bei Kindern zu einer PTBS mit kinderspezifischen Merkmalen führen. Die unwillkürlich wiederkehrenden Erinnerungen finden dann häufig in Form spielerischer Inszenierungen ohne Worte statt. Das Kind kann beispielsweise ständig Krieg spielen, Puppen köpfen, anderweitig töten oder nur umfallen lassen, um einen Anschlag nachzuspielen. Häufig vorkommende Angstträume müssen nicht direkt etwas mit dem Erlebten zu tun haben, sofern das Kind darüber Auskunft geben will oder kann. Alle weiteren Symptome, wie auch häufige, scheinbar unmotivierte Wutanfälle, zeigen oft keine erkennbare Verbindung zum erlebten Trauma. Andererseits ist es nach diesen einmaligen Traumata nicht so, wie es die Medien in der Berichterstattung gerne behaupten, dass «die Kinder am stärksten leiden». Da ihnen der Tod noch fremd und seine Irreversibilität noch unbegreiflich ist, können sie oft sogar leichter darüber hinwegkommen als die sie betreuenden oder umgebenden Erwachsenen. Die Medien scheinen die zitierte Aussage vielmehr dazu zu benutzen, um die Meldung mit noch größerem emotionalen Nachdruck an die Konsumenten zu bringen.

Die *Entwicklungstraumastörung* im engeren Sinn tritt insbesondere nach den Traumata auf, die längerdauernd oder wiederholt stattfinden (Typ II). Es handelt sich in der Regel zugleich um zwischenmenschliche Traumata oder andere aversive Erlebnisse wie physische und emotionale Misshandlungen.

Die Aufzählung zeigt, dass ein erheblicher Teil der Heranwachsenden in unserer Gesellschaft ein oder mehrere aversive oder traumatische Erlebnisse durchleidet. Allgemein wird das zwar durchaus für möglich gehalten, meistens macht man es sich aber nicht klar, so die regelmäßige Klage von Organisationen wie dem «Kinderschutzbund e. V.» und UNICEF. All diese Entwicklungstraumata ziehen die Möglichkeit nach sich, dass die psychische Reifung des Heranwachsenden nachhaltig geschädigt wird.

Die psychischen Veränderungen sind in diesem Fall weniger deutlich mit den Misshandlungen und Missbräuchen, die diese Kinder erleben mussten, in Zusammenhang zu bringen. Weil die Kinder im Extremfall verschlossen, misstrauisch und aggressiv auftreten, werden ihnen in der Folge kinderpsychiatrische Diagnosen gestellt wie «oppositionelles Trotzverhalten», Impulskontrollstörung oder ADHS (d. h. Aufmerksamkeitsdefizit- und Hyperaktivitätsstörung).

Der Psychiater Bessel van der Kolk, von dem der Begriff der Entwicklungstraumastörung stammt, schrieb: «Weil solche Kinder so viele Probleme haben, sammeln sich in ihren Krankenakten im Laufe der Zeit die verschiedensten Diagnosen. Bevor sie zwanzig Jahre alt sind, hat man vielen von ihnen schon vier, fünf, sechs und noch mehr dieser zwar eindrucksvoll klingenden, aber letztlich nichtsagenden diagnostischen Etiketten verpasst. … Diese erfüllen nur selten ihren Zweck und vergrößern den schon angerichteten Schaden aber noch» (van der Kolk, 2015, S. 191 f.).

Die meisten betroffenen Kinder stammen aus dysfunktionalen Familien, in denen sie emotional oder physisch misshandelt wurden oder eine primäre Bezugsperson hatten, die selbst zu

Tabelle 2: Misshandlungsformen und ihre geschätzte Häufigkeit

Definition der Misshandlungsform (aus Deegener, 2014)	**Häufigkeit in Deutschland, aus Studien nach 2000 (aus Deegener, 2014)**
Physische Misshandlung: Anwendung von körperlichem Zwang bzw. Gewalt, die für einen einsichtigen Dritten vorhersehbar zu erheblichen physischen oder psychischen Beeinträchtigungen des Kindes und seiner Entwicklung führen oder vorhersehbar ein hohes Risiko solcher Folgen bergen	5–10%
Sexueller Missbrauch: jede sexuelle Handlung, die an oder vor einem Kind entweder gegen den Willen des Kindes vorgenommen wird oder der das Kind aufgrund seiner körperlichen, emotionalen oder kognitiven Unterlegenheit nicht wissentlich zustimmen kann bzw. bei der es deswegen auch nicht in der Lage ist, sich hinreichend wehren und verweigern zu können	**Mit Körperkontakt:** Weibliche Befragte: 6,4% Männliche Befragte: 1,3% **Exhibitionismus:** Weibliche Befragte: 5,4% Männliche Befragte: 1,4%
Emotionale Misshandlung: ausgeprägte Beeinträchtigung und Schädigung der Entwicklung von Kindern, z.B. aufgrund von Ablehnung, Verängstigung, Terrorisierung und Isolierung	5–12% (unsichere Datenlage)
Vernachlässigung: Unterlassung fürsorglichen Handelns sorgeverantwortlicher Personen, welches zur Sicherstellung der physischen und psychischen Versorgung des Kindes notwendig wäre	14–24% (unsichere Datenlage)

gestört war, um die Bedürfnisse der Kinder erfüllen zu können. Das wird üblicherweise übersehen oder für die fachliche Meinungsbildung als nicht zentral angesehen. Dazu kommen Kinder, die in schlecht geführten Kinderheimen aufwachsen müssen oder die Opfer fortgesetzten sexuellen Missbrauchs durch Vertrauenspersonen sind, etwa durch Familienmitglieder, aber auch Lehrer oder Kleriker (z.B. Priester). Für Konstellationen mit Vertrauenspersonen wurde in den letzten Jahren der Begriff «Trauma durch Verrat» *(betrayal trauma)* geprägt und hat sich als eine hilfreiche psychologische Erklärungskonzeption erwiesen. Ein Verratstrauma liegt vor, wenn die Personen oder die Institution, von der das Leben eines Heranwachsenden abhängt, dessen Vertrauen und Wohlbefinden ausnützt und betrügt, wie das bei physischen, emotionalen oder sexuellen Misshandlungen der Fall ist. Beispiele solcher emotionalen Misshandlungen sind sowohl Beschimpfungen, Erniedrigungen oder Liebesentzug als auch Einsperren, Isolieren von Gleichaltrigen bis hin zu verschiedenen Bedrohungen einschließlich der mit dem Tod.

Zum sexuellen Missbrauch durch Familienmitglieder – üblicherweise Inzest genannt – gibt es inzwischen einige sorgfältig durchgeführte Langzeitbeobachtungen, nachdem sich der Inzest nicht mehr verbergen ließ. Am *US-National Institute for Mental Health* wurde von Penelope Trickett und Frank Putnam über Jahre eine größere Anzahl sexuell missbrauchter Mädchen im Vergleich zu nicht missbrauchten Mädchen – beide aus sozialen Brennpunktbezirken von Washington, DC – nachverfolgt. Bei den missbrauchten Mädchen fanden sich in den folgenden Jahren und Jahrzehnten schwere Beeinträchtigungen in Form von Depressionen, Problemen mit den Bewusstseinsfunktionen (Dissoziation), selbstverletzendes Verhalten, sexuelle Funktionsstörungen, häufig Fettleibigkeit (Adipositas), kognitive Leistungseinbußen und Schulabbrüche. Auf ihre Gefühle und Erinnerungen angesprochen, zeigten sich die Opfer sexuellen Missbrauchs noch Jahre nach der Erstuntersuchung völlig verschlossen und wie betäubt. Die missbrauchten Mädchen hatten vor der Pubertät gegenüber den Mädchen aus der Vergleichsgruppe kaum Freundschaften zu Gleichaltrigen. Ab der Adoleszenz jedoch erlebten sie viele chaotische und oft retraumatisierende (d.h. wieder traumatisierende) Kontakte zu Jungen. Ihre sexuell-körperliche Reifung war um eineinhalb Jahre vorverlegt im Vergleich zu den nicht missbrauchten Altersgenossinnen, was mit weiteren Anzeichen hormoneller Frühreife und – allgemein gesprochen – endokrinen Veränderungen verbunden war.

Bei Kindern und Jugendlichen ist das Ineinandergreifen von psychischen und biologischen Entwicklungsprozessen noch besonders eng, so dass es zu psychobiologischen Veränderungen kommen kann: Neben der verfrühten Geschlechtsreife kann sich der Körperwuchs vermindern; neben der Adipositas können sich auch andere anhaltende Essstörungen entwickeln. In einem vereinfachenden Schema lässt sich von drei zusammenfassenden Bereichen der Entwicklungstraumastörung sprechen:

- psychische, psychomotorische und hormonelle Dysregulationen, wobei zu den psychomotorischen Veränderungen noch sogenannte Bewegungs-Tics, Hyperaktivität, Wut- und Impulsstörungen gehören können;
- Probleme, die Aufmerksamkeit und Konzentration betreffen;
- Schwierigkeiten, mit sich selbst und mit anderen Menschen zurechtzukommen, oft in Form zu starker Hemmungen oder eines hemmungslosen Verhaltens.

Bei Jugendlichen, die langjährig physisch misshandelt oder sexuell missbraucht werden, kommen kognitive Veränderungen dazu, die man als Außenstehender nicht so leicht nachvollziehen kann: von Schuldgefühlen («Ich bin selbst daran schuld») bis zur Übernahme der Gesamtverantwortung («Ich habe das ausgelöst, XY [die Täterperson] ist ein guter, wertvoller Mensch, den ich verdorben habe»). Diese subjektiv empfundene «Täter-Opfer-Umkehr» ist einer der überraschenden psychologischen Effekte in der Psychotraumatologie. Für in Geiselhaft gehaltene Erwachsene wurde sie unter dem Begriff «Stockholm-Syndrom» diskutiert, nachdem 1973 Geiselgefangene in einer Bank erstaunliche Zeichen von Sympathie gegenüber ihren Geiselnehmern und Antipathie gegenüber den Behörden zeigten. In Übersichtsstudien wurde inzwischen allerdings gezeigt, dass die Täter-Opfer-Umkehr bei Erwachsenen mit einer gereiften Psyche kaum oder gar nicht vorkommt, aber bei Heranwachsenden bis hin zu jungen Erwachsenen der Regelfall ist.

Zurück zur Entwicklungstraumastörung, wie sie im Kindes- und Jugendalter beginnt. In der praktischen Psychiatrie und Psychologie fehlt ihr meist noch die faktische Anerkennung. Dagegen hat die psychobiologische Grundlagenforschung dieser Disziplinen seit den 2000er Jahren einen regelrechten Boom auf diesem Gebiet erlebt. Es wurde begonnen, schwere psychische Erkrankungen auf diese Traumata und schädlichen Entwicklungseinflüsse zurückzuführen. Aufgrund vieler wissenschaftlicher Befunde gelang das überzeugend für lebenslang wiederkehrende depressive Erkrankungen (Forschungen der Arbeitsgruppen von Christine Heim und Martin Teicher) und für die schizophrene Psychose sowie die Suchterkrankungen und Drogenabhängigkeit; diese Bereiche werden weiter intensiv beforscht.

2.4 Anhaltende Trauer

Eine Zeit lang wurde das Sterben eines nahestehenden Menschen in der Psychologie und Psychiatrie als traumatisches Ereignis angesehen. Das ist sicher eine übertriebene Sicht, denn der Tod gehört ganz natürlicherweise zum Leben. Trotzdem ordnen viele Lehrbücher und Untersuchungen alle psychischen Schwierigkeiten, die im Umfeld von Sterben, Tod und Trauer auftreten können, den Bereichen Psychotraumatologie und PTBS zu. In der letzten Zeit wird dies allerdings meist vermieden, und neben die bereits dargestellten Diagnosen ist die eigenständige «Anhaltende Trauerstörung» getreten. Es gibt uneindeutige Überschneidungsfälle mit der PTBS; das war beispielsweise nach den Terroranschlägen von 9/11 in den USA der Fall, wenn trauernde Angehörige zwar nicht beim Geschehen selbst zugegen waren, aber in den Medien wiederholt mit Bildern der Anschläge konfrontiert wurden und sich daraus posttraumatische Intrusionen und Alpträume entwickeln konnten. Eine weitere Konstellation, in der nicht klar ist, welche der beiden oder ob sogar eine «doppelte» Störung entstehen kann, sind Suizide, wenn der betreffende Überlebende den Gestorbenen entdeckt und dies extrem verschreckende Bilder hinterlässt.

Bei einigen tritt die Anhaltende Trauerstörung nach Monaten oder sogar erst Jahre nach dem Verlust auf. Das klassische Beispiel ist der Verlust eines eigenen Kindes. Aber das ist bei Weitem nicht die einzige Konstellation, in der es zu dieser psychischen Erkrankung kommt. Wie bei der PTBS und der K-PTBS entscheidet das nachfolgende Muster der psychischen Symptome darüber, ob eine Anhaltende Trauerstörung vorliegt oder eine andere psychische Störung. Fast ebenso häufig können insbesondere rein depressive Krankheiten entstehen oder eine Reihe von Angststörungen wie Panik oder Sozialängste.

Ähnlich wie bei den Folgen traumatischer Erlebnisse kann es nach dem Erleben eines Verlustes kurzfristig zu akuten psychischen und nicht zuletzt auch psychophysischen Veränderungen kommen: Der Verlust «schmerzt». Das ist für viele körperlich spürbar, beispielsweise im Bereich des Brustkorbs. Eine körperlich schmerzende Sehnsucht nach dem Toten ist, wenn sie anhält, das Leitsymptom der Anhaltenden Trauer. Bewusstseinsveränderungen wie Benommenheit und Gefühlstaubheit treten auf. Dazu kommt ein Nicht-wahrhaben-Können des Todes. Viele Trauernde sind zunächst nicht in der Lage, notwendige Tätigkeiten und Geschäftsvorgänge zu regeln, oder sie erledigen diese «wie in Trance». Zeichen der akuten Trauer sind also – ähnlich wie bei den Traumafolgen – Veränderungen des Bewusstseins in Verbindung mit einer «Kurzschlussschaltung» von Psyche und Körper. Die Sterblichkeitsrate von Trauernden im auf das dem Verlust folgenden Jahr ist um 5–10% erhöht; dies beruht hauptsächlich auf Herz-Kreislauf-Erkrankungen (Stroebe 2007).

Von einer Anhaltenden Trauerstörung spricht man bei jenen Menschen, die auch nach mehreren Monaten noch einige der eben beschriebenen Veränderungen und zudem neu entstandene Symptome aufweisen. Die Erkrankung lässt sich im Kern als Störung des Bewusstseins und Gedächtnisses kennzeichnen – wie auch im Fall von PTBS und K-PTBS. Es gibt aber auch Unterschiede: Während dort Flashbacks vorherrschen, sind es bei der Anhaltenden Trauerstörung lange Zeitabschnitte gedanklicher Absorption, fachsprachlich: *Präokkupationen*, in denen die Betroffenen mit ihren Gedanken, Gefühlen und Erinnerungen bei den Verstorbenen oder den Umständen des Sterbens verweilen. Dies kann subjektiv den größten Teil der wach verbrachten Zeit eines Tages ausmachen. In dieser Zeit ist ihr Bewusstsein wie «gespalten» zwischen den Tagesanforderungen und dem Abschweifen in Gedanken an den oder die Toten und das eigene

Verlustschicksal. Anders als bei der PTBS kommen mit den Erinnerungen nicht schreckliche Dinge hoch, sondern es sind traurige und dann auch wieder schöne Erinnerungen. Das Wort «bittersüß» beschreibt diese Erfahrung der Betroffenen sehr gut. Das Gedächtnis fokussiert sich typischerweise derart auf den Verlust und die gemeinsame Zeit mit der oder dem Toten, dass andere frühere Erlebnisse mit anderen Menschen ganz in den Hintergrund treten. Die Betroffenen können spontan meist nicht mehr in anderen Erinnerungen aus schönen Zeiten schwelgen, beispielsweise der eigenen Kindheit.

Veränderte Bewusstseins- und Gedächtnisprozesse führen auch zu Personenverkennungen: Die Betroffenen meinen den Verstorbenen wiederzusehen, sei es im Straßenverkehr, zu Hause – oft eher von Weitem als aus der Nähe –, bis sie merken, dass sie sich geirrt haben. Weitere sonderbar anmutende Symptome kommen hinzu: das Aufbewahren und Pflegen der Habseligkeiten der Verstorbenen in Zimmern, die so eingerichtet sind, als könnten diese jederzeit wiederkehren, oder das Mit-Eindecken für sie bei Mahlzeiten.

Weiterhin haben sich die folgenden Symptome als typisch für die Anhaltende Trauerstörung gezeigt:

- Schwierigkeiten, den Tod zu akzeptieren;
- das Gefühl, als ob man einen Teil von sich selbst verloren hat;
- Ärger über den Verlust;
- Schuldgefühle dem Verstorbenen oder den Umständen des Todes gegenüber.

Nicht zu den Kennzeichen der Krankheit gehören Gespräche mit dem Verstorbenen in Gestalt eines imaginierten Dialogs. Dabei handelt es sich nicht um ein Symptom, sondern bereits um ein Mittel der psychischen Verarbeitung, dessen Potenzial auch ganz bewusst in Psychotherapien für Trauernde eingesetzt wird.

Wie angedeutet, ist die Anhaltende Trauerstörung eine noch neue Diagnose der Psychiatrie und klinischen Psychologie. Vorläuferbezeichnungen waren traumatische, komplizierte oder pathologische Trauer. Zu den Kriterien einer Diagnose zählt heute auch ihre weltweite Gültigkeit. Gerade im Bereich der Trauer fällt auf, dass die mit ihr verbundenen Bekundungen und Riten kulturell sehr unterschiedlich ausgeprägt sind, angefangen von Kleidungsvorschriften bis hin zu den Trauerzeiträumen wie dem früher noch bekannteren Trauerjahr in vielen europäischen Gesellschaften. Die beschriebenen Symptome der Anhaltenden Trauerstörung und die Erfordernis, dass sie einige Monate nach dem Verlust anhalten müssen, scheinen nach den vorliegenden Studien aber über die verschiedenen Kulturen hinweg konstant zu sein.

Folgende Häufigkeiten der Anhaltenden Trauerstörung lassen sich angeben (jede Angabe bezogen auf die Gesamtbevölkerung):
- Schweiz: 0,9 %
- Niederlande: 2,8 %
- China: 1,8 %
- Japan: 2,4 %

2.5 Dissoziation und Körperreaktionen

Es ist schon darauf hingewiesen worden, dass sich nach traumatischen Erlebnissen nicht nur die Posttraumatische Belastungsstörung und ihre Geschwisterdiagnosen, sondern auch andere psychische Erkrankungen herausbilden können. Die aus der Traumatisierung resultierende psychische Verletzlichkeit kann zusammen mit anderen Faktoren, die im nächsten Kapitel ausführlich beschrieben werden, dazu führen, dass die Psyche anhaltend in der einen oder anderen Weise dekompensiert und damit Störungen ausbildet. Das betrifft Abhängigkeitserkrankungen von Suchtstoffen und Drogen, in Europa insbesondere die Alkoholabhängigkeit. Deren erste Entwicklungsschritte können schon kurz nach dem Erleben der Traumata gelegt werden, wenn sich Opfer, professionelle Helfer oder Militärs nach extrem aufwühlenden Erfahrungen mit Alkohol selbst beruhigen wollen. Langfristig können es dann auch alle anderen psychischen Erkrankungen sein, die durch traumatische Erfahrungen herbeigeführt werden: schizophrene Psychosen, depressive und bipolare Störungen, Angsterkrankungen, Persönlichkeitsstörungen – oder auch die weniger einschneidenden, aber dennoch schwer beeinträchtigenden chronischen Schlafstörungen oder sexuellen Funktionsstörungen.

Im Folgenden sollen zwei psychische Erkrankungen – eigentlich Gruppen von Erkrankungen – noch genauer dargestellt werden, weil sie besonders prägnante und eindrückliche Folgen von Erwachsenen- oder Kindheitstraumata sind: die dissoziativen und die körperbezogenen Störungen; Letztere werden jetzt neu mit dem Fachausdruck «Somatische Belastungsstörungen» bezeichnet.

Die *Dissoziativen Störungen* sind eine eigene Diagnosegruppe. Darin gibt es elementare, wenig komplexe Phänomene bis hin zu vielgestaltigen, bizarren Formen. Drei eher elementare Phänomene, die bei Kindern und Jugendlichen eigentlich zur Normalpsyche gehören, bei Erwachsenen dann aber hauptsächlich Stress- und Traumafolgen vorbehalten bleiben, sind:

- Depersonalisation: Erlebnis der eigenen Person (Körper, Persönlichkeit, Erinnerungen, Sprechen, Handeln u. a.) als fremd, verändert, fern oder unwirklich;
- Derealisation: Erleben der Umgebung als fremd, leblos oder unwirklich;
- Psychogene Amnesien: psychisch bedingter Gedächtnisverlust im Sinne einer (zeitweise vollständigen) Blockade des Abrufs von Erinnerungen.

Die komplexeren und von Außenstehenden oft als überaus erstaunlich betrachteten dissoziativen Störungen sind: Dissoziative Identitätsstörung, Dissoziative Sinnesstörungen und dissoziative psychomotorische Störungen.

Die *Dissoziative Identitätsstörung*, auch bekannt unter der spektakuläreren, aber ungenauen Bezeichnung «Multiple Persönlichkeitsstörung», ist die einschneidendste Form der Dissoziation. Diese Störung ist immer noch von Kontroversen umrankt; einige Fachleute streiten ab, dass es sie überhaupt gibt. Diese Ablehnung rührt wahrscheinlich daher, dass sie in der zugespitzten Form, in der wirklich mehrere «Persönlichkeiten» gleichzeitig in einer Person auftreten, extrem selten auftritt. Auch in ihrer häufigsten Form mit mehreren – drei bis fünf – parallelen Teilzuständen von Persönlichkeiten, kann es vorkommen, dass Psychiater oder klinische Psychologen sie aufgrund ihrer Seltenheit in ihrer gesamten beruflichen Laufbahn nicht zu Gesicht bekommen und deswegen meinen, es gebe sie gar nicht.

Die Betroffenen bilden unterschiedliche Persönlichkeitszustände aus, die wechselnd die Kontrolle über ihr Denken, Fühlen und Verhalten übernehmen. An diese Zustände der jeweils anderen «Person» kann sich der Betroffene entweder überhaupt nicht oder nur ansatzweise erinnern. Mindestens zwei dieser Persönlichkeitszustände übernehmen phasenweise die vollständige Kontrolle über die Gesamtperson. Der Wechsel von einer Person zur anderen wird nicht wahrgenommen. Das Handeln, Denken und Fühlen während der einzelnen Zustände unterliegt ebenfalls einer vollständigen Amnesie.

Das führt im Alltag der betroffenen Personen dazu, dass man sie häufig mit veränderter Stimmlage, neuen (Vor-)Namen, anderer sexueller Orientierung, ja sogar anderem subjektiv wahrgenommenen Geschlecht sowie vorgeblich anderen Beschäftigungen, Hobbys und Fertigkeiten antrifft. Die meisten von ihnen gehen keinem regulären Erwerbsleben nach, weil sie aus ganz verschiedenen Gründen arbeitsunfähig oder invalidisiert sind. Sie selbst wundern sich zunächst immer wieder darüber, was ihnen passiert, wie sie, ohne das selbst kontrollieren zu können, auf andere Menschen reagieren, dass in ihrer Wohnung sich Dinge verändern und sie sich nicht erinnern können, warum. Einige geben zusätzlich an, innere Stimmen zu hören (wie dies sonst nur bei der schizophrenen Psychose der Fall ist). Die Experten sind sich einig, dass die Dissoziative Identitätsstörung sich bei Menschen mit aversiven oder traumatischen Kindheitserlebnissen in der Jugend oder dem jungen Erwachsenenalter entwickelt, und verweisen darauf, dass die verschiedenen Persönlichkeitszustände Ergebnisse einer außer Kontrolle geratenen Verarbeitung dieser Erlebnisse sind. Ihre Zustände dienen dem Zweck, sich an unterschiedliche Umwelt- und Lebensbedingungen anzupassen. Gerät eine der «Persönlichkeiten» in eine Belastungssituation, kommt es zu einem Switch in einen anderen Zustand, woran sich die Betreffenden aber nicht erinnern können.

Die Störung tritt in der Praxis eher bei Frauen auf. Allerdings gibt es von zwei bekannten Schriftstellern Schilderungen der Gefühlswelt von Betroffenen – noch bevor diese Störung in den Psychiatrielehrbüchern auftauchte, aber gut 50 Jahre nachdem Robert Louis Stevenson seine berühmte Geschichte «Der seltsame Fall des Dr. Jekyll und Mr. Hyde» geschrieben hatte, die selbst als literarische Fiktion einer Dissoziativen Identitätsstörung gelesen werden kann. Die erste Schilderung stammt aus Karl Mays Autobiographie «Mein Leben und Streben»:

> *Es bildete sich bei mir das Bewußtsein heraus, daß ich kein Ganzes mehr sei, sondern eine gespaltene Persönlichkeit, ganz dem neuen Lehrsatze entsprechend, nicht Einzelwesen, sondern Drama ist der Mensch. In diesem Drama gab es verschiedene, handelnde Persönlichkeiten, die sich bald gar nicht, bald aber auch sehr genau von einander unterschieden.*
>
> *Da war zunächst ich selbst, nämlich ich, der ich das Alles beobachtete. Aber wer dieses Ich eigentlich war und wo es steckte, das vermochte ich nicht zu sagen. Es besaß große Ähnlichkeit mit meinem Vater und hatte alle seine Fehler. Ein zweites Wesen in mir stand stets nur in der Ferne. Es glich einer Fee, einem Engel, einer jener reinen, beglückenden Gestalten aus Großmutters Märchenbuche, es mahnte, es warnte. (...) Die dritte Gestalt, natürlich nicht körperliche, sondern seelische Gestalt, war mir direkt widerlich. Fatal, häßlich, höhnisch, abstoßend, stets finster und drohend; anders habe ich sie nie gesehen, und anders habe ich sie nie gehört. (...) Es war zum Wahnsinnigwerden! Wie es früher außer mir selbst nur zwei Gestalten gegeben hatte, die helle und die dunkle, so jetzt außer mir zwei Gruppen. Solche innere Kämpfe hat jeder denkende Mensch, der vorwärts strebt, durchzumachen. Bei ihm sind es Gedanken und Empfindungen, die gegeneinander streiten. Bei mir aber hatten diese Gedanken und Regungen sich zu sichtbaren und hörbaren Gestalten verdichtet.*
> (Karl May, 1910, S. 111 u. 114)

Die zweite Schilderung stammt aus «Die Zwangsjacke», einem wenig bekannten Roman von Jack London.

> *Mein ganzes Leben lang habe ich Kenntnis von anderen Zeiten und Orten gehabt. Ich war mir anderer Personen in mir bewußt. (…) Und dann, für eine halbe Stunde, zehn Minuten, oder eine Stunde lang oder so, würde ich unbeständig und töricht durch die gespeicherten Erinnerungen meiner ewigen Wiederkehr auf Erden wandern. Aber Zeiten und Orte wechselten zu schnell. Ich wußte nachher, wenn ich erwachte, daß ich, Darrell Standing, die verbindende Persönlichkeit war, die alle Bizarrheit und alles Groteske verband. Aber das war alles. Ich könnte niemals völlig eine ganze Erfahrung ausleben, einen Punkt des Bewußtseins in Zeit und Raum.* (Jack London, S. 9 u. 50)

Es muss hier offengelassen werden, inwieweit die beiden Schriftsteller selbst eine Zeit lang von der Störung betroffen waren. Beide waren komplexe Charaktere, die äußerst belastete Kindheiten erlebt hatten.

Dissoziative Sinnesstörungen (genauer: Dissoziative Sinneswahrnehmungsstörungen) führen dazu, dass bei den Betroffenen eine oder mehrere Sinneswahrnehmungen nicht mehr funktionieren, entweder teilweise oder vollständig. Insbesondere sind dies Hören, Sehen, die (taktile) Berührungswahrnehmung, die propriozeptive Wahrnehmung eigener Körperbewegungen, die Schmerzwahrnehmung und die Wahrnehmung der eigenen Geschlechtsorgane. Wenn es um den Hör- oder Sehverlust geht, kann dies auch als Psychogene Taubheit oder Blindheit bezeichnet werden. Beide Phänomene galten bis in die 1950er Jahre als Symptome der Hysterie. Diese abwertende Krankheitsbezeichnung meinte, dass die Leidenden ein Geltungsbedürfnis haben und sich exzentrisch verhalten. So bewerteten die Mediziner auch die betreffenden Sinnesstörungen, für die es keine organisch-biologischen Erklärungsursachen gab; weder im Fall der Psychogenen Taubheit noch der Psychogenen Blindheit waren die Körperfunktionen des Hörens oder Sehens an sich beeinträchtigt.

Wenn heute in seltenen Fällen eine Dissoziative Sinnesstörung diagnostiziert wird, dann unter der Annahme der hohen Wahrscheinlichkeit einer Verbindung zu einem oder mehreren traumatischen oder aversiven Erlebnissen.

Obwohl ebenfalls häufiger bei Frauen anzutreffen, ist der bekannteste Fall Psychogener Blindheit ein Mann – Adolf Hitler. Literarisch verarbeitet wurde er durch den Schriftsteller Ernst Weiß in seinem Roman «Ich, der Augenzeuge» (geschrieben 1940, erst postum 1963 erschienen). Die von dem Mediziner Peter Theiss-Abendroth (2009) rekonstruierten Fakten besagen, dass Adolf Hitler als Gefreiter im Kriegsgeschehen des Ersten Weltkrieges im Oktober 1918 einen Senfgasangriff erlebte, der viele seiner Kameraden erblinden ließ. Hitler gab ebenfalls Blindheit an, wurde aber nicht wie die direkt Betroffenen vor Ort medizinisch behandelt, sondern in ein entferntes Militärlazarett überführt, wo er nach einem Monat als geheilt entlassen wurde. Alle Krankenakten aus dieser Zeit wurden zwar vernichtet, aber die seit dieser Zeit anhaltende Überlieferung unter Psychiatern sowie das Argument, dass er nach den damaligen Behandlungsgrundsätzen für Kriegsneurosen kampfzonen- und wohnortfern behandelt wurde, machen es sehr wahrscheinlich, dass in seinem Fall eine kriegsschock-bedingte Dissoziative Sehstörung vorlag.

Dissoziative Bewegungsstörungen sind teilweise oder vollständige Blockaden der willentlichen Ausführung von Bewegungen trotz intakter Nervenfunktionen. Neurologen haben für die verschiedenen Aspekte eine ganze Reihe von Fachbegriffen geprägt: Ataxie (z.B. unsicheres bzw. bizarres Gehen oder Standunfähigkeit), Apraxie (Unfähigkeit, gelernte Bewegungen auszuführen), Aphonie, Dysphonie bzw. Mutismus (Unfähigkeit zu sprechen oder Veränderung der Sprechfähigkeit). Es kann zu Lähmungen bis hin zu kompletten Querschnittslähmungen, Kontrakturen (Bewegungseinschränkungen), ungewollten oder stereotypen Bewegungen, Zittern sowie Krampfanfällen wie bei der Epilepsie kommen. Auch diese Störungen wurden früher zur Hysterie gerechnet. Im und nach dem Ersten Weltkrieg wurde der Begriff «Kriegszitterer» *(shell shock)* geprägt, weil sich bei vielen Soldaten nach Gefechten eine Dissoziative Bewegungsstörung herausbildete, bei der ein nicht kontrollierbares Dauerzittern auffiel, das entfernt an die Druckwellen bei Artilleriebeschuss erinnerte. Im Internet sind alte Kurzvideos einsehbar, in der amerikanische oder englische Soldaten des Ersten und Zweiten Weltkriegs diese Symptome zeigen (z. B. «Shell Shock Victim», 1918; «Shades of Gray», ca. 1940). Der Hollywoodregisseur John Huston drehte 1946 den einfühlsamen Dokumentarfilm «Let There Be Light» über kriegstraumatisierte Soldaten. Den Fall der Dissoziativen Bewegungsstörung bei Frauen hat die amerikanische Schriftstellerin Siri Hustvedt 2010 in «Die zitternde Frau. Eine Geschichte meiner Nerven» autobiographisch dargestellt; dabei geht es interessanterweise um ein anhaltendes Trauerproblem.

Mit den letztgenannten Störungen wurden bereits Traumakonsequenzen in Form von Körperreaktionen thematisiert. Die *Somatische Belastungsstörung*, bis vor kurzem offiziell «Somatisierungsstörung» genannt, ist die wichtige andere Diagnose von Relevanz für die Traumafolgen. Sie betrifft Menschen mit körperlichen Leiden und Beeinträchtigungen, für die sich keine adäquaten medizinischen Ursachen nachweisen lassen. Charakteristisch sind nicht bestimmte körperliche Symptome, beispielsweise Unterleibsschmerzen, Übelkeit oder Erschöpfung, sondern vielmehr die Art und Weise, wie die Betroffenen diese darbieten, interpretieren, und der exzessive Zeitaufwand, mit dem sie sich diesen Beschwerden widmen. Diese Patienten, die – wenn immer möglich – einen Arztbesuch nach dem anderen vereinbaren, um Abhilfe zu suchen, nehmen in der Regel eine eigentlich primäre psychische Belastung gar nicht wahr, auch nicht eine durch traumatische Erlebnisse. Stattdessen bestehen sie darauf, dass etwas mit dem Körper nicht in Ordnung sei.

Besonders bei Migranten ist diese Form von Traumafolgestörungen zu verzeichnen. Die kulturellen Prägungen dieser Menschen in ihren Herkunftsländern führen dazu, dass sie sich über Belastungen eher nicht «psychologisch», sondern «körperlich» mitteilen. Geringere Bildung beziehungsweise eine traditionelle gesellschaftliche Einbindung führen interessanterweise auch bei Einheimischen zu einer Fixierung auf den als schadhaft wahrgenommenen Körper.

Abschließend und grundsätzlich ist zu sagen, dass traumatische Erlebnisse, wie ausgeführt, in alle psychischen und körperlichen Bereiche hineinwirken können und dort ihre Spuren hinterlassen.

3. Warum gerade ich? Das Wissen zur Entwicklung von Traumafolgestörungen

Die Forschung nach Ursachen neuer psychischer Erkrankungen bedarf längerer Zeiträume, um zu gesicherten Ergebnissen zu kommen. Bei Traumafolgestörungen sind solche Forschungsdaten über längere Zeiträume meist noch nicht verfügbar. Eine Ausnahme bildet die PTBS, für die mittlerweile vergleichsweise schon vielfältigere Kenntnisse über Entstehungsbedingungen vorliegen. Aus diesem Grund steht die PTBS nachfolgend im Zentrum der Betrachtung.

Die Frage «Warum gerade ich?» hat für Traumaopfer und insbesondere für diejenigen, die daraufhin eine psychische Beeinträchtigung ausbilden, eine doppelte Bedeutung: Zunächst geht es um die Frage: «Warum musste ausgerechnet ich das erleben, was da passiert ist?» Zusätzlich kann sich die Frage einstellen: «Warum nimmt mich das immer noch so stark mit und hat mich ‹kaputt› gemacht, wo doch andere, die es auch erlebt haben, scheinbar wieder gut ‹auf die Beine gekommen› sind?» Traumafolgestörungen sind, wie im Folgenden ausführlicher geschildert wird, häufig von diesen quälenden Selbstreflexionen geprägt.

Die folgende Darstellung der Traumafolgestörungen bei einer PTBS ist in drei Abschnitte gegliedert: Erstens werden die mentalen Kernprozesse dieser psychischen Störung beschrieben. Zweitens geht es um weitere, sogenannte mitbedingende Faktoren, womit biologische, psychische und soziale Ursachen gemeint sind. Drittens werden darüber hinausgehende Befunde zu den anderen Traumafolgestörungen berücksichtigt.

3.1 Der Kern des Entwicklungsprozesses einer PTBS

Bereits bei der Beschreibung der Symptome der Posttraumatischen Belastungsstörung wurde mehrfach aufgezeigt, dass es im Kern um

- fortbestehende Bewusstseins- und Gedächtnisveränderungen,
- das Vermeiden- und Verdrängen-Wollen und
- um die ständige Furcht vor Bedrohungen geht, die auch körperlich spürbar ist.

Im Grunde genommen steht die Forschung bis heute vor einem weitgehend ungeklärten Rätsel, warum gerade diese drei psychischen Symptombereiche regelhaft bei dieser Erkrankung zusammenkommen. Um dieses Rätsel weiter zu lösen, können uns sogenannte Störungsmodelle plausible Aussagen über das «Kerngeschehen» dieser Störung verschaffen.

Einen Begriff wie «Störungsmodell» – oder kurz «Modell» – zu benutzen entspricht dem pragmatischen, modernen Selbstverständnis der Medizin und Psychologie in der Beschreibung von Krankheitsursachen. Modelle sind mit dem «Mikroskop» des Wissenschaftlers betrachtete Teilaspekte von Phänomenen, wobei Letztere in der Regel viel zu komplex sind, um sie umfassend beschreiben zu können. Es gilt die Regel: je verkürzter ein Modell, desto anschaulicher ist es; je komplexer ein Modell, desto schwieriger ist seine sprachlich angemessene Vermittlung. Modelle lassen sich nebeneinanderstellen, von wenig komplex bis sehr komplex. Sie müssen sich keineswegs ausschließen, sie können einander im Hinblick auf das Verständnis des zu erklärenden Phänomens ergänzen. Im Folgenden werden einige der klassischen PTBS-Modelle erläutert. Dabei wird jeweils der Erstautor genannt.

Warum die belastenden Bilder und Erinnerungssplitter immer wieder ins Bewusstsein kommen und wie dieser Vorgang mit den Vermeidungssymptomen zusammenhängt, ist durch den Erstbeschreiber der PTBS, den Psychiater Mardi J. Horowitz, in einem ganz einfachen «Pendelmodell» beschrieben worden. Es besagt: Die Erinnerungen dringen ins Bewusstsein, werden immer lebhafter und zugleich immer belastender, bis es zur Gegenregulation kommt und sie zunehmend aus dem Bewusstsein verbannt werden. Die Verdrängung kann sich wiederum bis zum Extrem des Nicht-mehr-daran-denken-Wollens steigern. Den Betroffenen gelingt das sogar, jedenfalls für kurze Zeit, aber mit einem weiteren Pendelumschwung beginnen die Erinnerungen erneut aufzutauchen und von ihnen Besitz zu ergreifen. Das Pendel schwingt hin und her, und der Prozess beginnt jeweils wieder von vorn. Diejenigen, die eine PTBS erleben, sind diesem «Pendelprozess» ausgeliefert: Sie sind von traumatischen Erinnerungen überwältigt und bemühen sich gleichzeitig intensiv, diese zu vermeiden. Dieses Modell, wie auch die folgenden, hat therapeutische Konsequenzen (die ausführlicher im Kapitel 5 dargestellt werden); in diesem Fall bestehen sie darin, Vermeidung und Verdrängung zu reduzieren, obwohl dies in der Regel schmerzhaft ist. Das «Pendelmodell» ist zugegebenermaßen extrem vereinfachend. Bei demjenigen, der unter PTBS leidet und nicht weiß, wie es zu den wiederkehrenden Leidenszuständen kommt, und sich den Erinnerungen hoffnungslos ausgeliefert erlebt, kann das Modell jedoch einen unmittelbaren «Aha-Effekt» auslösen und damit ein erster Schritt zur Verminderung des Leidens sein. Horowitz hat es zudem in ein umfassenderes Modell eingebaut, in dem psychische Schemata, das heißt individuell verschiedene Wahrnehmungs- und Gedankenmuster sowie Persönlichkeitsstile, eine Rolle spielen. Dieses Modell konnte aber bisher nicht eindeutig wissenschaftlich belegt werden.

Das «Furchtstrukturmodell der PTBS» wurde durch die amerikanisch-israelische Psychologin und Psychotherapieforscherin Edna B. Foa entwickelt. Dieses Modell erklärt, warum die Erinnerungen an das erlebte Trauma eng an Gedanken (Kognitionen), an Gefühle und an Körperreaktionen gekoppelt sind und warum dies zu ständiger Furcht vor Bedrohungen führt. Das

Gedächtnis wird dabei als ein mehrdimensionales Netzwerk betrachtet – eine in der Psychologie und den Neurowissenschaften fest etablierte Vorstellung. Die Netzwerkknoten stehen für die Erinnerungsinhalte, die Verbindungen zwischen den Knoten für die «Enge der Assoziation» zwischen den Erinnerungsinhalten. «Erinnerungsknoten», die aus dem gleichen sehr emotionalen Erlebnis stammen, sind eng miteinander verknüpft. Das «Furchtstrukturmodell» der PTBS trifft mehrere wichtige Aussagen: 1. Erinnerungsinhalte schließen nicht nur die faktischen Erlebnisse («Fakten») mit ein, sondern auch die Gefühle und Körperempfindungen, die im Moment des traumatischen Ereignisses erlebt wurden, typischerweise die Gefühle von Angst bis hin zur Todesangst, Ekel und Abscheu. Die Körperempfindungen variieren nach Art des Erlebnisses, häufig sind es Schmerz, Schweißausbrüche, das Empfinden eines Herzstillstands oder einer Atemnot.

Abbildung 1 zeigt auf der linken Seite (a) eine schematische Darstellung des «Furchtstrukturmodells» am Beispiel einer Patientin, die abends in der Dunkelheit Opfer eines Raubüberfalls durch einen Mann wurde. Alle Netzwerkknoten sind miteinander verbunden. Die aktivierte Furchtstruktur erklärt, dass jedes einzelne Erinnerungselement in den drei Erinnerungsarten als sogenannter Hinweisreiz funktionieren kann und schlagartig das ganze Netzwerk aktiviert. Für Betroffene bedeutet dies, dass jeder einzelne der am traumatisierenden Geschehen beteiligten Hinweisreize – ob nun Dunkelheit, Einkaufen, ein Schweißausbruch bei Hitze, Angst jedweder Art oder Ekel und Abscheu (z. B. vor einer Maus) – schlagartig die gesamte Furchtstruktur des gesamten Traumagedächtnisses aktiviert. Die schmerzhaften Erinnerungen tauchen dann unvermittelt auf, zusammen mit der Angst, dass alles gleich wieder passieren wird.

Die rechte Seite (b) der Abbildung zeigt die weitgehend «deaktivierte» Furchtstruktur, wie sie sich durch eine spezifische Traumatherapie entwickeln kann. Hier sind die meisten assoziativen Verbindungen gekappt, so dass die Hinweisreize (im weiteren Verlauf dieses Textes «Trigger» genannt) nicht mehr zu einer unwillkürlichen Erinnerungskaskade führen.

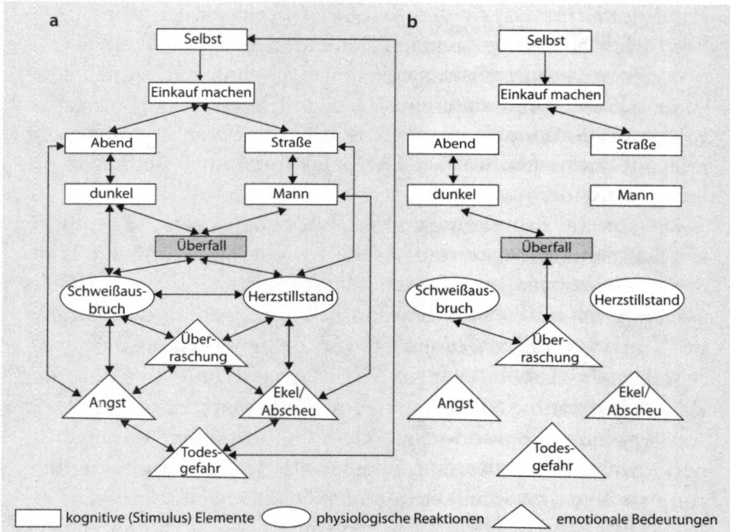

Furchtstruktur nach einem abendlichen Überfall. **a** ausgeprägte Furchtstruktur bei Vorliegen von PTBS, **b** deaktivierte Furchtstruktur bei genesenem Patienten (z. B. nach Expositionstherapie). (Aus Maercker 2013, 42)

Das Furchtstrukturmodell erklärt explizit die Intrusionen bzw. Wiedererlebenssymptome und die Furcht vor neuen Bedrohungen. Implizit erklärt es auch die Vermeidungssymptome; denn um die mit den Erinnerungen verbundene Furcht nicht erleben zu müssen, versuchen die Betroffenen genau diese Erinnerungen zu vermeiden und zu verdrängen.

Einfache psychologische Assoziationsexperimente, bei denen verschiedene konditionierte Reize und nicht-konditionierte Kontrollreize paarweise dargeboten und die Reaktionszeiten gemessen wurden, belegten, dass bei Menschen mit einer PTBS extrem kurze Reaktionszeiten bei Paaren von traumakonditionierten Reizen vorliegen. Ein Beispiel ist ein Kirchenglockenton, der bei Menschen mit einer kriegsbedingten PTBS an das Wort «Bombe» konditioniert wurde im Vergleich zu einem ebensolchen Ton, der an das Wort «Sonntag» konditioniert wurde. Der konditionierte Triggerreiz «Krieg» ist bei Personen ohne PTBS bzw. nach einer erfolgreichen Behandlung mit längeren Reaktionszeiten verbunden, das heißt, im Fall einer wirksamen Therapie ist die traumabedingte Gedächtnisvernetzung aufgelöst worden. Das Modell von Foa ist für die Psychotherapie sehr relevant geworden, was im Therapiekapitel noch detailliert beschrieben wird.

Das «duale Erinnerungsmodell» des englischen Psychologen Chris Brewin bringt weitere Aspekte in die Erklärung der Traumafolgestörungen ein. Brewin wollte anhand seines Modells erklären, dass es zwei Arten von Erinnerungen an das Trauma gibt. Erstens «Erinnerungsnetzwerke» *(contextualized representations)*; diese können in Worte gefasst und im Laufe der Zeit selbstständig oder in einem Therapieprozess verändert werden, indem Ängste oder andere Gefühlsanteile dieser Erinnerungen reduziert werden. Eine zweite Art von Traumaerinnerung sind sensorische «Erinnerungsfetzen» *(sensation-near representations)*, in denen Einzelelemente des Traumaerlebens wie Geräusche, Bilder oder Schmerzen aufbewahrt werden. Diese zweite Erinnerungsform ist nicht willentlich oder durch Verbalisierung beeinflussbar. Sie führt zu den spontan auftretenden Flashbacksymptomen insbesondere der langfristig oder mehrfach Traumatisierten. Beide Erinnerungsformen sind in der Regel bei Traumatisierten vorhanden; allerdings ist die zweite Form bei Menschen mit einer PTBS besonders ausgeprägt und hartnäckig.

Das «duale Erinnerungsmodell» beruht auf Erkenntnissen der allgemeinen Gedächtnispsychologie, ganz zentral auf der Unterscheidung verschiedener Gedächtnisspeicher wie dem *Wissensgedächtnis*, zu dem das autobiographische Gedächtnis und auch die traumatischen Erinnerungsnetzwerke gehören, sowie dem *Prozessgedächtnis*, in dem Handlungsabläufe gespeichert sind, die ohne nachzudenken abgerufen werden (wie etwa die besagten Erinnerungsfetzen). Das duale Erinnerungsmodell erklärt darüber hinaus auch, dass es bei einer PTBS zu unterschiedlichen Formen von Konzentrations- und Gedächtnisproblemen kommt, da die betreffenden Gedächtnisspeicher überbeansprucht sind und dadurch andere, alltägliche Informationen oder biographische Langzeiterinnerungen gestört und behindert werden. Dies passt zu der Äußerung vieler Traumatisierter mit einer PTBS, dass sie sich nicht mehr an frühere angenehme Erlebnisse aus der Zeit vor dem Trauma erinnern können. Die Betroffenen sind meistens auch von der Sinnlosigkeit überzeugt, nach diesen schönen Erinnerungen zu suchen.

Kurz erwähnt sei, dass das «duale Erinnerungsmodell» gut mit dem bestehenden Wissen über neurobiologische Gedächtnisprozesse und -veränderungen kombinierbar ist. Insbesondere der Modus der «Erinnerungsfetzen» ist eng an die Aktivität der Amygdala (Mandelkern) gekoppelt. Dieser Hirnbereich wird häufig als Alarmzentrale des Gehirns bezeichnet und spielt bei jeglicher Informationsaufnahme des Menschen eine wichtige Rolle hinsichtlich der Gefahrenerkennung und -bewertung. Die Amygdala ist bei PTBS-Kranken vergrößert und überaktiviert. Das Wissensgedächtnis allgemein und der Modus der «Erinnerungsnetzwerke» werden hauptsächlich in der Hirnformation des Hippocampus (Teil der Hirnrinde) verarbeitet. Teile des Hippocampus können nachhaltig schrumpfen, wenn sie nicht in Anspruch genommen werden, insbesondere wenn zu viel Information direkt von der Alarmzentrale der Amygdala unter Umgehung des Hippocampus verarbeitet wird. Das «duale Erinnerungsmodell» hat eine Reihe von psychotherapeutischen Konsequenzen insbesondere für die Komplexe PTBS.

Ein weiteres PTBS-Modell mit einem noch breiteren Fokus beschreibt die typischen gedanklichen und relativen Veränderungen, die zur Entstehung und Aufrechterhaltung der PTBS führen. Es ist das «kognitive Modell der PTBS» der Oxforder Psychologin Anke Ehlers. Es ist konzentrisch aufgebaut: In seinem Mittelpunkt steht der subjektive Glaube beziehungsweise die Gewissheit der Betroffenen, dass sie gegenwärtig weiter durch Gefahren und Unglück bedroht werden. Man findet diese Gewissheit regelmäßig bei PTBS-Kranken, die voller spezifischer und unspezifischer traumatischer Bedrohungsgefühle sind. Im zweiten Kreis dieses Modells werden drei Faktoren benannt, die diese Bedrohungsgefühle verstärken:

- die charakteristischen Formen der Traumaerinnerungen;
- dysfunktionale Schutzmechanismen im Verhalten und Denken;
- dysfunktionale Interpretationen des traumatischen Erlebnisses und seiner Konsequenzen.

Der erste Faktor deckt sich im Wesentlichen mit dem, was die anderen bereits genannten PTBS-Modelle beschreiben, also die Dominanz sensorischer «Erinnerungsfetzen» und Flashbacks. Was im zweiten und dritten Faktor «dysfunktional» genannt wird, bezieht sich auf eingespielte Muster, die nicht zur Gesundheit beitragen, sondern die Störung oder Krankheit am Leben erhalten. Der zweite Faktor fasst Verhaltens- und Denkweisen zusammen, die insbesondere durch den Schutzwunsch motiviert sind, die aber so übertrieben sind, dass sie die innere Eskalation aufrechterhalten. Die Betroffenen reagieren mit ihren Sicherheitsbedürfnissen so übermäßig, dass sie sich dadurch selbst schaden und Ängste sowie andere negative Gefühle nicht abgebaut, sondern noch verstärkt werden. Ein typisches Beispiel für dieses Sicherheitsverhalten ist ständiges Waffentragen. Denn es verhindert die kognitive Überprüfung der Annahme, dass die befürchtete Katastrophe gar nicht eintritt, wenn das Sicherheitsverhalten nicht ausgeführt wird. Zu den typischen dysfunktionalen Schutzmechanismen gehören weiterhin die beharrlichen Versuche, nicht mehr an die traumatischen Geschehnisse zu denken. Auch diese Bemühungen lassen im Grunde genommen nur das anhaltende Bedrohungsgefühl eskalieren.

Der dritte Faktor, die dysfunktionale Interpretationen des traumatischen Erlebnisses und seiner Konsequenzen, bezieht sich auf typische emotionale Deutungen dessen, was während des Traumas und danach passierte. Hier spielen insbesondere einige sogenannte «moralische Affekte» eine Rolle, das heißt Gefühlserregungen, die Handlungen von einem selbst und von anderen bewerten. Dies sind vor allem Scham, Schuld sowie Wut oder anhaltender Ärger. Traumaüberlebende mit einer PTBS zeigen häufig einige oder mehrere dieser Affekte gleichzeitig. Sie geben sich Mitschuld für das, was passiert ist, beziehungsweise dafür, dass sie sich und andere nicht aus der traumatischen Situation retten konnten. Gleichzeitig brandmarken sie oft auch andere als böswillige Versager, zum Beispiel Rettungspersonal oder Sicherheitskräfte, die ihrer Meinung nach «völlig versagt und dadurch alles nur viel schlimmer gemacht haben». Dazu kommt als dysfunktionale Interpretation der Traumafolgen die totale Abwertung des eigenen Lebens nach den Geschehnissen: Die Betroffenen empfinden einen völligen Bruch der «Lebenslinie» oder beschreiben ihr Leben seitdem als dauerhaft beschädigt und wertlos.

Wie bei allen bisher genannten PTBS-Modellvorstellungen ergeben sich auch aus dem «kognitiven Modell der PTBS» verschiedene Möglichkeiten für die psychotherapeutische Arbeit, die in Kapitel 5 genauer beschrieben werden.

3.2 Risiko- und Schutzfaktoren der PTBS

Nicht alle Mitursachen dafür, dass bei einem Betroffenen eine PTBS entsteht oder sich aus den Anfangssymptomen entwickelt, lassen sich auch therapeutisch beeinflussen. Für alle psychischen Störungen sind Risiko- und Schutzfaktoren definiert worden, wobei diese Unterscheidung ziemlich künstlich ist. Wenn man von einer Sache zu wenig hat (etwa soziale Unterstützung), dann gilt dies als Risikofaktor; verfügt man darüber hingegen in hohem Maße, gilt dies als Schutzfaktor. Der einfachen Lesbarkeit halber wird in Tabelle 3 diese Unterscheidung dennoch in der letzten Spalte aufgeführt.

Für viele solcher Risiko- und Schutzfaktoren konnte in Untersuchungen auch wiederholt nachgewiesen werden, dass sie einen Einfluss haben. Tabelle 3 beruht ausschließlich auf mehrfach bestätigten Befunden, die die Wissenschaft in Zusammenfassungsanalysen (sog. Metaanalysen) attestieren konnte. Die ausgefeilte Statistik dieser Analysen erlaubt auch zu unterscheiden, ob die Faktoren einen kleinen, mittleren oder großen Effekt auf die PTBS-Entstehung haben. Einige in diesen Studien erwähnte Faktoren (wie weibliches Geschlecht oder geringere Bildung) wurden dennoch weggelassen, weil detailliertere Analysen als die Zusammenfassungsanalysen gezeigt haben, dass es sich dabei nur um Scheinrisiken handelt. Vielmehr sind sie durch biologische oder soziale Faktoren grundlegender zu erklären.

Tabelle 3 unterscheidet *prä-traumatische, peri-traumatische* und *post-traumatische* Risiko- und Schutzfaktoren. Dies betrifft den Zeitraum des Einwirkens des jeweiligen Faktors: *prä* = davor, *peri* = während und *post* = nach dem traumatischen Erlebnis beziehungsweise den traumatischen Erlebnissen.

Einige Befunde zu den Risiko- und Schutzfaktoren könnten durchaus überraschend wirken. Dass ein geringer sozioökonomischer Status (d.h. niedriges Einkommen bis hin zur Armut und geringe Bildung) die Wahrscheinlichkeit erhöhen, an PTBS zu leiden, hat eine Reihe von Konsequenzen, wenn man bedenkt, welche Personengruppen üblicherweise im Militär oder in anderen Notfallhilfsberufen eingesetzt werden. Rekruten mit geringem Bildungsgrad waren im Verlauf der Geschichte und insbesondere im 20. Jahrhundert in einigen Armeen, wie dem US-Militär über den Vietnam- und den Koreakrieg bis in den Ersten Irakkrieg der 1990er Jahre hinein, besonders breit vertreten.

Überraschen mag auch, dass Personen oder gesellschaftliche Gruppen, die modernen Wertorientierungen folgen, mit einem weniger hohen Risiko behaftet sind als Personen mit traditionellen Wertorientierungen. Sozialpsychologisch kann man nach Shalom H. Schwartz Selbstbestimmung, Leistungsorientierung und Hedonismus als moderne, Konformität, Gutmütigkeit und Sicherheitsorientierung als traditionelle Werte bezeichnen. Die einen oder anderen dominieren in der Bezugsgruppe, in der man lebt (z.B. religiöse Gruppen, Stadt- oder Landbevölkerung), oder im globalen Vergleich (moderne/postmoderne im Vergleich zu traditionellen, vorindustriellen Ländern oder Kulturräumen). Erklärbar ist der Effekt, dass sozial schlechter situierte Menschen eher mit einem PTSB-Risiko behaftet sind, ansatzweise damit, dass ein Mensch oder eine Gemeinschaft mit traditionellen Werten ein Trauma eher auf fatalistische Weise als einen Schicksalsschlag hinnimmt. Individuen oder Gruppen mit

Tabelle 3: Zusammenstellung von Risiko- und Schutzfaktoren aus großen zusammenfassenden Metaanalysen
(Mit * markierte Begriffe werden im nachfolgenden Text genauer erläutert; kA = keine Angabe möglich)

Psychologische, soziale und biologische Faktoren	**Stärke in Meta-analysen**	**Risiko- oder Schutz-faktor**
Prä-traumatisch		
– Sozioökonomischer Status (gering)	+	R
– Orientierung an modernen kulturellen Werten*	+	S
– Frühere Traumata	+	R
– Frühere aversive Kindheitserfahrungen	+	R
– Gen-Umwelt-Interaktion*	+	R
Peri-traumatisch		
– Schwere des Traumas*	++	R
– Angsterleben während des Traumas	+++	R
– Ausmaß der erlebten Lebensgefahr	+++	R
Post-traumatisch		
– Nachfolgende Belastungserlebnisse	+	R
– Soziale Unterstützung*	+++	S
– Kommunikationsstil über das Traumaerleben*	+++	S
– Gesellschaftliche Anerkennung als Traumaopfer	++	S
– Sozialer Rückzug	+++	R
– Individuelle Medienpräsenz*	+	R
– Hirnstruktur Amygdala überaktiviert*	kA	R
– Hirnstruktur Hippocampus überaktiviert*	kA	R
– Mittlerer Frontalbereich der Großhirnrinde unteraktiviert*	kA	R
– Stresshormon Cortisol unteraktiviert*	kA	R

Die Angaben in der Tabelle entstammen verschiedenen Metaanalyse-Studien u. a. von Brewin (2003), Trickey (2012), Morris (2012), Patel (2012).

moderner Wertorientierung hingegen betrachten das Trauma als «Beschädigung» von außen, der man nicht unwiderruflich ausgeliefert ist.

Die für Traumafolgen relevante Gen-Umwelt-Interaktion wurde inzwischen intensiv erforscht, und zwar unter dem Aspekt des Zusammenhangs einer einzelnen Genabschnittsvariante mit einer hohen Belastung in der Kindheit. Die genetische Variante bezieht sich auf das für den Hirnstoffwechsel sehr wichtige Hormon Serotonin und dessen Transport innerhalb der Zellen; dieser Genabschnitt kann als Variante mit zwei längeren DNA-Ketten ausgebildet sein. Diese Variante allein ist zunächst nicht die Ursache eines höheren PTBS-Risikos, sondern es muss erst eine belastete Kindheit dazukommen – dann ist das Risiko erhöht. Erstmals wurde dieser komplexe Zusammenhang in einer Studie mit mehreren hundert Betroffenen eines Hurrikans in Florida festgestellt und von Koenen und Kollegen im Jahr 2009 veröffentlicht.

Die Schwere des Traumas hält man intuitiv wohl für den wichtigsten Faktor bei der Entstehung einer PTBS. Wie Tabelle 3 zeigt, ist es ein bedeutender, aber nicht der risikoreichste Faktor. Dabei muss die Schwere des Traumas zunächst erst einmal definiert werden. In der Wissenschaft geschieht dies anhand sogenannter «objektiver Schadenskriterien»: zeitliche Länge der Traumaeinwirkung(en), Schadensausmaß am eigenen Körper, Anzahl der Todesfälle im Umfeld, Ausmaß des materiellen Schadens etc. Insgesamt betrachtet sind die subjektiven Erfahrungen während des Traumas (insbesondere das Ausmaß der Lebensgefahr und der erlebten Angst) wichtiger als die objektiven Zahlen. Bei entschädigungs- oder sozialrechtlichen Gerichtsverfahren wird allerdings weiterhin in unangemessener Weise stärker die objektive als die subjektive Schadensschwere berücksichtigt. Sie lässt sich zwar einfacher messen, wissenschaftlich zu rechtfertigen ist diese Präferenz aber nicht.

Die soziale Unterstützung nach dem Traumaerleben ist einer der stärksten Schutz- beziehungsweise Risikofaktoren, falls sie fehlt oder gering ausgebildet ist. Betroffene in einem gut integrierten persönlichen Umfeld haben eine sehr gute Chance, ihr traumatisches Erleben ohne eine PTBS zu überwinden. «Soziale Unterstützung» ist ein in der Psychologie beliebter Fachbegriff für bestimmte allgemeine Aspekte des Gefühls, in ein Umfeld eingebettet zu sein und Hilfe zu bekommen. Dieser Begriff wird für psychische Probleme aller Arten auf gleiche Weise erfasst. Tabelle 3 listet vier weitere Schutz- beziehungsweise Risikofaktoren auf, die die Lage der Traumaüberlebenden erfassen. So kommen nicht alle Kommunikationsstile, in denen sich Betroffene über die eigenen Traumaerlebnisse äußern, gleich gut an. Es gibt auch ungünstige Kommunikationsstile, die bei den Zuhörenden schnell dazu führen, sich abzuwenden; entweder weil sie sich selbst zu stark betroffen fühlen oder weil die Art des Redens für den Sprechenden oder den Zuhörenden keinerlei Erleichterung bringt. Vielen Nachkommen von Soldaten des Zweiten Weltkriegs sind die immer gleichen Berichte der Großväter oder ihrer Altersgenossen bekannt, die fast mit identischer Wortwahl bestimmte Interpretationen der Kriegserlebnisse zum Besten gaben («Das Wichtigste war immer, etwas zu futtern zu bekommen»), jedoch emotional berührende Geschichten nie erzählten. Diese eintönigen und repetitiven Berichte und Erlebnisse werden von Psychologen auch «Deck-Erinnerungen» genannt.

Auf einer anderen Ebene gilt Medienpräsenz als Risikofaktor. Die Medien wollen Berichte von Gewalt und überstandenem Schrecken. Es gibt krasse Beispiele dafür, wie sie sich Zugang zu den Betroffenen verschaffen, wenn etwa die Mikrofone sogar Menschen hingehalten werden, die sich akut noch in Gefahr befinden, zum Beispiel bei Geiselnahmen. Auch die Betroffenen haben häufig eher nichts dagegen, kurz im Mittelpunkt zu stehen. Untersuchungen zeigen aber, dass diejenigen Personen, die sowieso nur sehr schwer über das Erlebte hinwegkommen, nachträglich ihre Medienkontakte als problematisch ansehen. In der Regel wachsen bei ihnen gleichzeitig Scham, Schuldgefühle, aber auch Ärger über die Medienvertreter, die sich nur dann für sie interessierten, als sie sich «ganz unten» fühlten.

Die zwischenmenschlichen, sozialen und kulturellen Faktoren spielen im Schutz- und Risikogefüge der PTBS-Entstehung eine ausgesprochen wichtige Rolle. Zusammen mit der Psychologin Andrea Horn habe ich deshalb ein «sozial-interpersonelles Modell» der PTBS veröffentlicht und den im vorigen Abschnitt vorgestellten PTBS-Kernmodellen zur Seite gestellt. Auf diese Weise wollten wir erreichen, dass nicht nur die (inner)psychischen Prozesse, sondern auch die zwischenmenschlichen im weiteren Sinne jene Beachtung erfahren, die ihnen aufgrund der wissenschaftlichen Befunde eigentlich zusteht. Auch therapeutisch könnten Faktoren wie soziale Unterstützung, Rückzug, Kommunikationsstil, Anerkennung und Wertorientierung eine wichtigere Rolle spielen – innerhalb, aber möglichst auch außerhalb von individuellen Therapien.

Mit vier biologischen posttraumatischen Faktoren schließt Tabelle 3 ab. Die beiden erstgenannten betreffen die Hirnstrukturen Amygdala und Hippocampus und deren Überaktivierung. Sie wurden schon beim «Dualen Erinnerungsmodell» kurz erläutert. Die ständige latente Überaktivierung der Amygdala (des neurobiologischen Alarmzentrums) passt exakt zu den Aussagen dieses Kernsymptom-Modells und ist das biologische Korrelat für die ständige Furcht vor Bedrohung bei PTBS. Die Tatsache, dass sich der Hippocampus (der Weichensteller für Erinnerungsnetzwerke) gleichermaßen in Überaktivierung befindet, lässt darauf schließen, dass dieses zweite Erinnerungssystem nicht zugunsten des ersten (durch die Amygdala angetriebenen Systems) außer Kraft gesetzt ist, sondern ebenfalls bei PTBS besonders stimuliert wird. Die Organisation des Gedächtnisses und dessen Umorganisation (Fachbegriff: Konsolidierung) kommt bei diesen Menschen – um es bildhaft auszudrücken – nicht zur Ruhe. Diese Hirn(über)aktivitäten haben sich verselbstständigt. Ein therapeutisches Ziel ist demzufolge auch, diesen beiden Hirnstrukturen wieder zu normalen Aktivierungsmustern zu verhelfen.

Die Unteraktivierung eines wichtigen Teils des Frontalbereichs der Großhirnrinde bei Menschen mit PTBS passt ebenfalls zu den eben beschriebenen Befunden. Der betreffende Hirnbereich ist für kognitive Prozesse und situationsgerechte Handlungen zuständig. Hier werden ebenfalls Erinnerungen gespeichert, nämlich diejenigen, die nicht aktuell als handlungs- und orientierungsrelevant gelten. Interessanterweise wird diesem Hirnareal zugeschrieben, dass es die anfänglich abgespeicherten Emotionen mit der Zeit von den Erinnerungen abkoppelt, so dass sie neutral werden. Das lässt sich anhand von Alltagsbeispielen verdeutlichen: Wenn einem selbst gerade etwas passiert ist, für das man sich «heiß und heftig» schämen muss, und denkt, dass man dieses «heiße Schamgefühl» nie loswerden wird, so erlebt man normalerweise Stunden oder Tage später, dass das Gefühl verblasst und man sich an die Angelegenheit in einer neutralen Weise erinnern kann. Gelingt diese «Entemotionalisierung» von Erinnerungen bei Traumaopfern nicht, und zwar keineswegs nur in Zusammenhang mit Scham, dann haben diese ein erhöhtes Risiko, dass sich eine PTBS für länger oder auch dauerhaft festigt.

Abschließend noch einige Erläuterungen zum Hormon Cortisol und dessen Unteraktivierung als PTBS-Risiko. Cortisol gilt als eines der wichtigsten Stresshormone des Körpers. Es wird in Anhangsgebilden der Nieren, den sogenannten Nebennierenrinden, erzeugt. Neben anderen Funktionen stellt es dem auf Stress reagierenden Körper rasch frische Energiereserven zur Verfügung und reduziert gleichzeitig Immunreaktionen, die im nicht gestressten Zustand zum Schutz des Körpers ablaufen würden. Umfangreiche Forschungsprogramme haben gezeigt, dass traumatische Belastungen zunächst kurzfristig zur Cortisol-Überproduktion führen. Bei denjenigen Menschen aber, die mit einem erhöhten PTBS-Risiko leben beziehungsweise die PTBS-Störung bereits ausgebildet haben, kommt es zur überkompensatorischen Erschöpfung dieser Cortisol-Bereitstellungsreaktion. Das heißt, der Körper ist im Vergleich zu Gesundgebliebenen nicht mehr in der Lage, genügend Cortisol bereitzustellen, wenn sich ein Betroffener aktuell belastet fühlt. Dieses Defizit kann neben den Immunreaktionen weitreichende Folgen haben, beispielsweise auf die Schlafqualität, das Verdauungssystem bis hin zu Gedächtnisprozessen, da es für den Abruf von Erinnerungen benötigt wird. Die Cortisol-Bereitstellung über die Hypothalamus-Hypophysen-Nebennierenrinden-Achse («Stressachse») ist übrigens ebenfalls für Depressionserkrankungen relevant und wird in diesem Zusammenhang auch für therapeutische Zwecke intensiv erforscht.

3.3 Zur Entwicklung der weiteren Störungen

Wie beschrieben, wurden in den letzten Jahren nicht nur die PTBS, sondern auch die beiden Traumafolgestörungen der Komplexen PTBS und der Anhaltenden Trauerstörung untersucht. Erwartungsgemäß gibt es zu diesen beiden erst neu beschriebenen Erkrankungen erst wenige Erkenntnisse.

Komplexe PTBS: Ein Entstehungsmodell dieser Erkrankung muss im Unterschied zur «klassischen» PTBS zwei Phänomene erklären:

- Wie kommt das dominante Muster von Störungen der Affektregulation, Beziehungsfähigkeit und Selbstwahrnehmung nach länger dauernden Traumatisierungen und schweren Misshandlungen zustande?
- Warum stehen diese beeinträchtigten Erlebens- und Verhaltensweisen im Vordergrund des Leidens und nicht das «klassische» PTBS-Symptom des belastenden Wiedererlebens?

Die Fähigkeiten zur Affektregulation, Beziehungsgestaltung und Selbstwahrnehmung lassen sich im Begriff der sozial-emotionalen Kompetenzen zusammenfassen. Viele Experten gehen davon aus, dass infolge einer Traumatisierung diese Kompetenzen entweder in der Kindheit und Jugend gar nicht aufgebaut werden können oder durch eine lang andauernde Traumatisierung (durch Krieg, Flucht oder Verfolgung) im jungen Erwachsenenalter wieder beschädigt werden. Die Annahme sozial-emotionaler Kompetenzen stammt ursprünglich aus der Kinder- und Jugendpsychologie. Sie ist Bestandteil eines umfassenden Lernkonzeptes, das besagt, dass Heranwachsende, um sich in der Welt zurechtzufinden und zu behaupten, nicht nur komplexeres Denken, sondern auch Fühlen und «Sich-in-Beziehung-Setzen» erlernen müssen. Einem bildungspsychologischen Modell zufolge gehören zu diesen sozial-emotionalen

Kompetenzen Selbstwahrnehmung, die Emotionsregulation, soziale Wahrnehmung, Beziehungsfertigkeiten und verantwortliches Entscheiden. Komplexe Traumatisierung bedeutet für die aufgezählten Fähigkeiten entweder ein komplettes «Aus» oder zumindest eine schwere Beeinträchtigung.

Ein Bestandteil der sozial-emotionalen Kompetenzdefizite, dem in der Forschung besondere Aufmerksamkeit geschenkt wurde, ist die beeinträchtigte Emotionsregulation. Neben den Basisemotionen Furcht, Wut, Ekel, Traurigkeit, Freude und Überraschung können im Rahmen einer Komplexen PTBS auch die komplexeren Emotionen wie Vertrauen/Misstrauen, Einsamkeit, Scham, Schuld, Rachegefühle sowie Entspannung und Würde betroffen sein. Jede dieser Emotionen hat eine gewisse Eigendynamik, die im negativen Fall häufig eskaliert und zu Konflikten führt – oder, wie Psychotherapeuten es bezeichnen, sich «verfestigt». Posttraumatische Scham ist ein gutes Beispiel dafür: Sie entsteht durch Unterlegenheitsgefühle und gezielte Grenzüberschreitungen. Sie geht mit Selbstverachtung, dem dauerhaften Gefühl von Beschmutztsein und Fremdheit sich selbst und dem eigenen Körper gegenüber einher. Weiter dominiert sie andere Selbstwahrnehmungen und ist bei einer Komplexen PTBS extrem hartnäckig verfestigt, wie es unter anderen die Psychotraumatologen Judith L. Herman und Günter Seidler beschrieben haben.

Wichtig ist an dieser Stelle der Hinweis, dass aus der psychoanalytischen Tradition stammende Autoren ein scheinbar ganz anderes Begriffsinventar entwickelt haben, um die Entstehung einer Komplexen PTBS zu beschreiben. Hier sind zwei sich ergänzende «Modelle» relevant: das Bindungskonzept *(attachment theory)* und das Konzept des «Inneren Kindes». Menschen mit einer Komplexen PTBS haben demnach aufgrund ihrer nachhaltigen psychologischen Beschädigung eine unsichere oder desorganisierte Bindung in ihren Beziehungen zu anderen und zur Welt. Dies gilt um ein Vielfaches mehr, wenn schon vor der Traumatisierung keine sichere frühkindliche Beziehung aufgebaut werden konnte, was in gewalttätigen Familien oder in bestimmten krisenhaften Weltregionen zu ungünstigen Dispositionen führt. Wenn in der Vorstellungs- und Gefühlswelt eines traumatisierten Menschen ein großer Wunsch nach Bindung, Ganzheit und Harmonie auftritt, dann wird dies mit dem «Inneren Kind» oder einem kindlichen «Ich-Anteil» erklärt. Menschen, die an einer Komplexen PTBS leiden, sind demnach im Inneren auf einer kindlichen Entwicklungsstufe stehen geblieben. Therapeutische Konsequenz ist dann etwa, durch die Herstellung von Sicherheit und Vertrauen erst einmal auf das emotional beschädigte innere Wesen einzugehen. Im deutschen Sprachraum ist in diesem Zusammenhang insbesondere Luise Reddemann mit ihren Schriften zur Traumatherapie und -theorie bekannt geworden.

Kompetenz- bzw. Emotionsregulationsvorstellung auf der einen und das Bindungs- bzw. Innere-Kind-Konzept auf der anderen Seite lassen sich als zwei Seiten einer Medaille betrachten. Die erstgenannte Richtung stellt die K-PTBS-Kranken als sozial-emotional «inkompetente» Erwachsene dar, während die letztgenannte Richtung diese metaphorisch als «beschädigte Kinder» bezeichnet, die bisher nicht erwachsen werden konnten. So reduziert sich der scheinbare Widerspruch auf das Problem eines «noch nicht» erlangten Entwicklungszustandes gegen einen «immer noch» im Vorzustand verharrenden.

Die Antwort auf die eingangs gestellte zweite Frage, warum bestimmte Erlebens- und Verhaltensweisen und nicht die «klassischen» PTBS-Symptome im Vordergrund stehen, fällt kürzer aus. Hier spielen zwei psychische Prozesse eine Rolle: die beeinträchtigte Selbstwahrnehmung und die Dissoziationsneigung des Bewusstseins. Die Selbstwahrnehmung einschließlich der Wahrnehmung körperlichen und seelischen Schmerzes ist im Grunde genommen eines der eben beschriebenen sozial-emotionalen Kompetenzdefizite. Zu reflexiven Antworten auf die Frage «Warum geht es mir im Moment eigentlich wieder schlecht?» sind Betroffene nicht in der Lage – während Menschen, die über ihr Trauma hinweggekommen sind, sich darauf eine Antwort geben können, beispielsweise: «Weil ich vorhin gesehen habe, wie ein Kind von seinem Vater gestraft wurde, und mich das an meine eigene Geschichte erinnert.»

Zur mangelhaften Selbstwahrnehmung kommt eine gesteigerte Dissoziationsneigung, also die Tendenz zu veränderten Bewusstseinszuständen von Menschen mit Komplexer PTBS. Das meistdiskutierte Dissoziationsmodell hat der niederländische Psychologe Ellert Nijenhuis zusammen mit Kollegen vorgelegt («Traumabezogene strukturelle Dissoziation»). Er konnte sich dabei auf den französischen Psychologen Pierre Janet (1859–1947) und dessen lange vergessenen Arbeiten zu diesem Thema stützen. Dieses Modell geht davon aus, dass die Integration aller Wahrnehmungen, Impulse und Reaktionen auf die Umwelt an sich schon eine psychische Leistung ist, die jedoch in verschiedenen Schweregraden beeinträchtigt sein kann. Den höchsten Schweregrad repräsentiert die in Abschnitt 2.5 beschriebene dissoziative Identitätsstörung (früher: Multiple Persönlichkeitsstörung). Integrationsbeeinträchtigungen oder Dissoziationen des Persönlichkeitsbewusstseins geringeren Ausmaßes beginnen mit dem Überhören von Körpersignalen und lassen sich im Traumabereich mit dem Begriff «Abspaltung» bezeichnen (der Begriff gehört in dieser Verwendungsweise nicht zur Theorie und gilt bei vielen Experten als zu metaphorisch). Die betroffenen Traumatisierten erinnern sich spontan oder auf eher beiläufige Fragen hin überhaupt nicht mehr an das Schlimme, das ihnen widerfahren ist. Nur in manchen Situationen oder auf das genauere Nachfragen einer wohlwollenden Person tauchen «die Erinnerungen wieder» auf, zusammen mit der Erkenntnis, dass man darunter gelitten hat. Der Zustand, in dem die Betroffenen viele von ihren Erinnerungen «abspalten», nennt Nijenhuis «emotionale Persönlichkeit».

Neben den skizzierten psychologischen Mechanismen spielen fraglos auch soziale und biologische Faktoren bei der Entwicklung einer Komplexen PTBS eine Rolle. Eine mit dem heutigen, noch sehr begrenzten Wissensstand begründete These zu den biologischen Faktoren von Ruth A. Lanius und Kollegen (2010) ist die emotionale Unter- bzw. Übermodulation der PTBS. Die emotionale Modulation, man könnte sie auch als Regulation bezeichnen, kann demnach abgeschwächt oder überschießend sein. Die klassische PTBS mit ihrer Dominanz von Symptomen des Wiedererlebens und des Bedrohungsgefühls ist danach durch untermodulierte Emotionsregulation auf der Grundlage neurobiologischer Hemmungsprozesse im mittleren Frontalhirn verursacht. Für die komplexe PTBS mit ihrer Dissoziationsneigung werden hingegen die übermodulierte Emotionsregulation und Enthemmungsprozesse im selben Frontalhirnbereich verantwortlich gemacht. Für diese These gibt es erste Belege auf der Basis von Bildgebungsverfahren des Gehirns, wobei umfassendere Bestätigungen und weiterführende Differenzierungen noch ausstehen.

Anhaltende Trauerstörung: Diese Erkrankung hat Ähnlichkeiten mit der «klassischen» PTBS, dennoch gibt es wichtige Unterschiede:
- Die Erinnerungen, von denen die Betroffenen sehr häufig heimgesucht werden, sind nicht nur traurig und negativ, sondern auch schön und sehnsuchtsvoll;
- im Innersten des Betroffenen ist die Nachricht von der Realität des Todes der geliebten Person «noch nicht angekommen»; immer wieder kommt es innerlich zu Momenten, in denen der Verlust nicht akzeptiert wird.

Zwei internationale Expertengruppen (um Paul A. Boelen und um Kathrine Shear) haben sich bisher intensiv mit der Erklärung auseinandergesetzt, warum es bei einigen Betroffenen zu dieser Störung kommt. Im Folgenden werden die Formulierungen von Boelen zugrunde gelegt, die mit denen von Shear aber gut vereinbar sind. Dabei geht es im Wesentlichen wieder um Gedächtnisprozesse und um dominierende ängstliche Abwehrstrategien. In diesem Fall funktioniert das autobiographische Gedächtnis weiterhin so, als ob der Verstorbene noch leben würde. Die von der Trauerstörung Betroffenen handeln, denken oder nehmen Dinge sehr häufig so wahr, als ob der Verstorbene noch anwesend wäre. Das wird damit erklärt, dass ihr Gedächtnis das Faktum des Todes nicht integriert hat bzw. alle anderen Erinnerungen an den Verstorbenen nicht mit diesem Faktum verbunden werden. Das Gedächtnis ist in diesem Fall wiederum überaktiv, jedenfalls was die Einzelerinnerungen an das Leben einschließlich des Sterbens des Toten betreffen. Darunter sind auch viele negative Emotionen der Verzweiflung, der Trauer und Ängste, die im Grunde genommen den klaren Gedanken der Irreversibilität des Todes nicht zum Tragen kommen lassen. Auch Menschen ohne diese Trauerstörung verspüren in verschiedenem Ausmaß eine über den Tod hinaus weitergehende Beziehung zum Verstorbenen. Anders als in früheren Zeiten wird heute eine Pflege dieser inneren Beziehung zum Toten von allen Fachleuten als ein ganz natürlicher Prozess empfohlen. Dazu können etwa auch innere Zwiegespräche mit dem Verstorbenen gehören. Nicht trauerkranke Menschen haben dennoch ein jederzeit präsentes Wissen, dass die Person, der sie immer noch nahestehen, für immer von der Erde verschwunden ist.

Die auch für die Komplexe PTBS wichtige Bindungstheorie liefert auch für die Entwicklung der Trauerstörung zusätzliche Erkenntnisse: Ein inneres Beziehungsmuster – Psychologen nennen es Beziehungsschema –, das einen mit dem Verstorbenen verband, ist stärker im autobiographischen Gedächtnis verankert als die meisten anderen Inhalte, die mit seiner Person zu tun haben. Dieses Muster konstruiert weiterhin die häufigsten Wahrnehmungen, die man erlebt. Wenn man sich belastet fühlt, flüchtet man verstärkt in dieses gewohnte innere Beziehungsmuster wie in einen sicheren Hafen. Das passt zu der Beobachtung, dass manche Patienten nur zeitweise stark an der Trauersymptomatik leiden, wahrscheinlich wenn sie anderweitig belastet sind, und zu anderen Zeiten mit dem Verlust durchaus zurechtkommen. Für Erwachsene zählt in Beziehungen innerlich das Geben mehr als das Nehmen. Gerade in der letzten Lebensphase, in denen man dem Sterbenden so viel wie möglich geben will, um den Tod zu verhindern oder das Leiden zu erleichtern, wird eine nachfolgende Trauerstörung des Betreuenden begünstigt; denn die Bemühungen, etwas zu geben, waren vergeblich. Zuletzt sind innere Bindungsschemata nicht nur psychisch, sondern auch psychosomatisch in den Körperprozessen verankert, was viele Wahrnehmungen von Trauernden erklärt: den Schmerz im Herzen, die spürbare schwere Last und anderes mehr.

Dazu kommen bei Menschen mit einer Anhaltenden Trauerstörung Vermeidungs- und Abwehrtendenzen. Zunächst sind sie gegen das Leid gerichtet, das eine Akzeptanz der Realität mit sich bringt. Viele Betroffene glauben, dass sie diese Wahrheit nicht aushalten, dass sie immer von diesem Verlust geprägt sein werden. Die Angst vor der Sinnlosigkeit des eigenen Weiterlebens sitzt tief. Diese empfundene Sinnlosigkeit ist angesichts des Todes eines Menschen im Grunde genommen für alle Betroffenen ein Thema. Diejenigen mit einer Trauerstörung verengen sich auf die Sinnlosigkeitserfahrung und können sie nicht mit anderen Erfahrungen kompensieren. Auf der Verhaltensebene führen diese Ängste dazu, dass ein Teil der Betroffenen keinerlei Bilder oder Erinnerungen an den Verstorbenen erträgt und auch nicht das Grab oder einen Gedenkort besuchen kann.

Selbst das Schuldgefühl kann einer ängstlichen Vermeidung dienen. Einige Betroffene geben sich in massiv übersteigerter Weise Mitschuld an den Umständen des Todes oder halten sich für schuldig, sich in der letzten Lebensphase nicht genügend um den Sterbenden gekümmert zu haben. Hinter dem Schuldgefühl steht eine imaginierte nachträgliche Verantwortungsübernahme. «Hätte ich mich anders verhalten, wäre es nicht zum Tod gekommen oder es wäre nicht so schwer gewesen.» Nun sind solche Aussagen in den allermeisten Fällen medizinisch nicht gerechtfertigt. Die überlebenden Angehörigen stemmen sich aber damit nachträglich gegen die Unvermeidlichkeit. «Hätte ich etwas unternommen, wäre es anders gekommen.» Die Schuldübernahme wird zu einer Vermeidung der tiefen Trauer über etwas, das sich nicht mehr ändern lässt. Schuld wird scheinbar besser ausgehalten als Trauer, aber langfristig fixiert sie den Betroffenen in der Anhaltenden Trauerstörung.

Bereits erwähnt wurde, dass es bestimmte Verlustkonstellationen gibt, die das Risiko einer Trauererkrankung erhöhen. Diese sind mit anderen Faktoren in Tabelle 4 zusammengefasst.

Trotz gegenteiliger Vermutung fand man nicht, dass die Religiosität der Trauernden ein Schutzfaktor gegen die Entwicklung

Tabelle 4: Wichtige Risiken für eine Anhaltende Trauerstörung (nach Burke & Neimeyer, 2013, und Rosenblatt, 2008)

Risikofaktor	**Höhe des Risikos**
Gewaltsamer Tod, einschließlich Suizid	+++
Tod des eigenen Kindes	++
Plötzlicher, unerwarteter Tod	++
Geringe soziale Unterstützung	+++
Weibliches Geschlecht der Trauernden bzw. Mutter des Verstorbenen zu sein	++
Tod im Rahmen militärischer Konflikte	++
Gesellschaftliche Diskriminierung des Toten oder Trauernden	++
Finanzielle Probleme des Trauernden	+

einer Trauerstörung ist. Die bei allen psychischen Störungen mit infrage kommenden neurobiologischen Risiken sind bisher nur unzureichend untersucht. In Tabelle 4 fällt auf, dass nur einer der nachgewiesenen Risikofaktoren veränderbar ist, die anderen jedoch nicht beeinflussbar sind. Ähnlich wie bei der PTBS fällt dem persönlichen Umfeld eine tragende Rolle dabei zu, ob und wie ein trauernder Mensch den Verlust bewältigen kann.

4. Der Traumabegriff in Gesellschaft, Politik und Kultur: Kontroversen

Mit Traumata und ihren Folgen beschäftigen sich heute nicht nur Mediziner und Psychologen, sondern auch Juristen, Anthropologen, Historiker, Politik-, Kultur- und Literaturwissenschaftler sowie Künstler. Der sich ständig ausweitende Diskurs über Traumatisierung umfasst inzwischen Tausende von Büchern und Zeitschriftenaufsätzen. Zu den Theoretikern, den Human-, Natur- und Sozialwissenschaftlern, kommen noch Tausende von Helfern, die für Nichtregierungsorganisationen in Kriegs- und Katastrophengebieten tätig sind. Wichtige Fragen und Kontroversen, die sich in diesem großen öffentlichen Raum über die Zeit herausgestellt haben, werden in diesem Kapitel dargestellt.

4.1 Das Traumathema zwischen Übertreibung und Ausgrenzung

In den ersten Kapiteln dieses Buches wurde der Traumabegriff so definiert, dass er immer dann im wissenschaftlichen Sinn zutrifft, wenn ein ganz bestimmtes psychisches Reaktionsmuster vorhanden ist: lebhafte Wiedererinnerungen, Vermeidung und anhaltendes Bedrohungsgefühl. Nicht das äußere Geschehen bestimmt demnach die Traumafolgestörungen, sondern ob kurz- oder langfristig das Gedächtnis und die Bewusstseinsfunktionen geschädigt werden. Der Begriff Trauma allein sollte deshalb eingeschränkter benutzt werden. Für das Schreckliche und Schockierende, das manche Menschen erleben müssen, eignet sich eher der Begriff der Gewalt, der sowohl die zwischenmenschliche als auch die Naturgewalt sowie eine Gewaltwirkung von Katastrophen umfasst.

Diese definitorischen Erläuterungen werden an dieser Stelle noch einmal wiederholt, um die Ausgangsposition für eine seit den 1990er Jahren bestehende Kontroverse deutlich zu machen. Es geht um die Frage, ob der Traumabegriff womöglich überflüssig ist, im gesellschaftlichen Diskurs sogar Schaden anrichtet und inflationär gebraucht wird. Dieser gravierende Verdacht wurde von Vertretern ganz verschiedener Wissenschaftsdisziplinen erhoben, aber auch von Insidern der Psychiatrie, der Sozialversicherungssysteme und des internationalen öffentlichen Gesundheitswesens. Diejenigen, die den Traumabegriff für angemessen halten, argumentieren, dass die Öffentlichkeit, die Politik und die Wissenschaften das ganze Ausmaß der Traumafolgen für Individuen, aber auch für ganze Gesellschaften noch gar nicht absehen und wir als Gesellschaft erst langsam zu realisieren beginnen, wie Gewalt und Traumafolgen die Menschen und die Menschheit beeinflussen.

Im Folgenden wird eine mittlere Position eingenommen. Das Argument ist, dass die demokratischen und säkularen Grundwerte unserer entwickelten Gesellschaften die stärkere Berücksichtigung von Trauma und Gewalt unbedingt erfordern; dass es andererseits aber zu einer Inflation des Traumabegriffs gekommen ist, die ungerechtfertigterweise wichtige frühere differenzierte Einsichten und Kenntnisse ignoriert und mit scheinbar einfachen Lösungen überdeckt und den Begriff dadurch beschädigt.

Zunächst soll hier die kritische Position erläutert werden. Einige Psychiater und insbesondere Gerichtspsychiater haben immer wieder bestritten, dass es überhaupt so etwas wie PTBS gibt, denn ihre Annahme widerspreche der allgemeinen psychiatrischen Krankheitslehre, die keinerlei herausgehobene äußere Ursache für Erkrankungen kennt. Die «verursacherneutrale» Krankheitslehre hatte sich in Abgrenzung zur klassischen Psychoanalyse Sigmund Freuds herausgebildet, in der bestimmte frühkindliche Konflikte als Ursachen späterer Störungen angesehen wurden. In einem 2008 erschienenen, prominent in einer führenden Fachzeitschrift publizierten Beitrag von Gerald M. Rosen und Kollegen werden verschiedene Argumente gegen die Existenz der PTBS vorgetragen: Man könne stattdessen besser eine Depression, Angststörung oder andere psychische Krankheiten diagnostizieren; die Definition eines «traumatischen Geschehens» sei inzwischen völlig überdehnt, so dass alle Arten frustrierender Ereignisse unter dem Traumabegriff versammelt würden. Der wichtigste Beweggrund, eine PTBS zu diagnostizieren, bestehe in der heutigen Praxis vorwiegend darin, eine finanzielle Entschädigung für das vermeintliche Gewalterlebnis zu erhalten. Als Beispiel werden US-amerikanische Soldaten genannt, von denen nach den jüngst geführten Kriegen (Afghanistan und Irak) 45% eine Entschädigung verlangen, während diese Rate bei den Kriegen zuvor nur bei 14% lag. In den meisten Fällen hatten sie dabei angegeben, an einer PTBS zu leiden. Zur Begründung ziehen die Kritiker die Entschädigungs- und Frühberentungsbegehren anderer Opfergruppen heran, von Verkehrsunfallopfern über Betroffene sexueller Gewalt bis hin zu traumatisierten Flüchtlingen. Immer wieder kommt es in solchen Fällen zum Verdacht einer Leistungserschleichung durch Simulation bis hin zur Weigerung einiger psychiatrischer Gutachter, eine Opferentschädigung überhaupt zuzugestehen. Die entsprechenden Gutachten müssen nach ihrer Überprüfung in einem Einspruchsverfahren verändert werden. Wichtig für diese Auseinandersetzung mit PTBS-Kritikern aus der Psychiatrie ist die sehr differenzierte Sicht auf den konkreten Fall. Dabei kann es durchaus sein, dass sich ein spontaner individueller Entschädigungswunsch nicht als fachlich gerechtfertigt erweist, wenn beispielsweise das sehr umstrittene Burnout-Phänomen als traumatisches Erlebnis herhalten soll.

Andere kritische Autoren, Psychologen, Historiker und Journalisten, sprechen sogar von einer «Trauma-Industrie». Das ist ein Begriff, der sich an den polemischen Ausdruck «Holocaust-Industrie» (Norman G. Finkelstein, 2001) anlehnt und eine übermäßige Geschäftigkeit von Wissenschaftlern und Politikern in diesem Themenbereich unterstellt. Die vermeintliche Überaktivität bezieht sich auch auf ganze Forschungs- und Informationszentren, Aus- und Weiterbildungsinstitute, internationale Fachgesellschaften, Zeitschriften, Kliniken bis hin zu Websites. Es geht dabei – so die Kritiker – nicht mehr um die Leidtragenden und Patienten, denen auch unter Einsatz bescheidener Mittel geholfen werden könnte, sondern um die große Wissensproduktion und ihren «Verkauf» sowie ein fragliches ständiges Up-to-date-sein-Wollen. Die Historikerin Svenja Goltermann argumentierte am Beispiel der kriegsheimkehrenden deutschen Soldaten des Zweiten Weltkriegs, die allgemeine Unterstellung, die Mehrheit der deutschen Männer sei traumatisiert gewesen, sei irreführend. Zusätzlich zu behaupten, es sei der Verdrängung zuzuschreiben, wenn die Soldaten selbst sich dessen nicht bewusst gewesen seien, mache die historischen Fehlinterpretationen noch gravierender. Goltermann trifft damit tatsächlich einen Punkt: Vereinfachende Traumakonzepte führen zu haltlosen Behauptungen, die einer kritischen Reflexion der historischen Zeugnisse nicht standhalten. Pauschalisierende Traumazuschreibungen erwecken den Eindruck, als gebe es zwangsläufig nur eine einzig mögliche Reaktion auf Gewalterfahrungen. Dieser Eindruck entspricht nicht den Tatsachen, wie man am Beispiel heimkehrender Soldaten zeigen kann, bei denen ein großes Spektrum psychischer Bewältigungsmechanismen feststellbar ist. Zumal viele von ihnen ja nicht nur Opfer, sondern gleichzeitig auch Täter waren.

Eine weitere ernst zu nehmende Kritik an einem übertriebenen Gebaren der «Trauma-Industrie» bezieht sich auf ganz praktische Konsequenzen für die Betroffenen, diesmal im globalen Maßstab. Der Autor Ethan Watters hat dies in seinem Buch «Crazy Like Us. The Globalization of the American Psyche» näher beschrieben. Sein Beispiel ist der große südostasiatische Tsunami des Jahres 2004, bei dem 230000 Menschen starben, die meisten von ihnen in Indonesien und in Sri Lanka. Watters beschreibt, wie aus westlichen Ländern kommende Traumaexperten sowohl die Regierung von Sri Lanka als auch internationale Rettungsorganisationen davon überzeugten, dass die reale Katastrophe eine zweite, psychische Katastrophe nach sich zöge. Das gelang ihnen – und es wurden Milliarden von Hilfsgeldern in notfallpsychologische Programme gepumpt. Diese erwiesen sich allerdings als hochproblematisch, denn sie beruhten auf der Annahme, dass man überall auf der Welt akuten Traumafolgen auf die gleiche Art und Weise begegnen sollte. Nicht berücksichtigt wurden die konkreten Bedingungen in der Kultur Sri Lankas, die völlig verschiedenen sozialen und traditionellen Einbindungen der Menschen dort – und genauso wenig, dass die Notwendigkeit systematischer psychischer Akuthilfen nach Katastrophen überhaupt noch nicht erwiesen ist. Die eingeflogenen Traumaexperten trennten Kinder von ihren Eltern und Ehepartner voneinander, um sie individuell einer Präventivbehandlung zuzuführen. Dabei gab es spontan kaum Nachfragen nach dieser von außen kommenden Hilfsaktion. Leider richteten sie nachweisbaren Schaden an, so dass es ein parlamentarisches Nachspiel in Sri Lanka gab, um zu klären, wie es überhaupt zu diesen Aktionen kommen konnte und was dabei alles schiefgegangen war. Die auf der Basis von westlichen Annahmen verursachte Emotionalisierung der Betroffenen und der Zwang zu intimen Gesprächen mit Fremden waren zu einer zusätzlichen großen Belastung für die von der Katastrophe ohnehin schon genug geschädigten Menschen geworden. Dieser unsensible und überfallartig von außen kommende Einsatz westlicher Traumakonzepte zeigte einmal mehr, dass insbesondere auch Traumaexperten sehr selbstkritisch ihre eigenen Annahmen und ihre Aktivitäten reflektieren sollten, was bei der geschilderten Episode kaum der Fall war.

Das letzte Beispiel bezieht sich nicht auf die Traumata im engeren Sinne, sondern auf die aversiven Kindheitserlebnisse, die im ersten Kapitel beschrieben wurden. Erst im letzten Jahrzehnt wurde deren Langzeitwirkung den Traumata gleichgesetzt. Hier gibt es immer wieder Presseveröffentlichungen in der Art von «Jedes dritte Kind misshandelt» oder «Jede zweite Frau in Europa wurde Opfer von körperlicher oder sexueller Gewalt». Hohe Zahlen in der Presse lassen aufhorchen und geben diesem Thema zunächst allerhöchste Brisanz. Von den Zahlen allerdings geht immer dann eine gewisse Unglaubwürdigkeit aus, wenn sie auf der undifferenzierten Zusammenfassung von statistischen Angaben beruhen. Wenn man die Berechnung der Ergebnisse anschaut, dann wird meist schnell klar, dass in die hohen Zahlen auch Gewaltausübungen oder Vernachlässigungsformen minderer Stärke eingegangen sind. Am Beispiel der «verbalen Gewalt» lässt sich das verdeutlichen: Ab welcher Schwelle wird das Selbstwertgefühl der Betroffenen nachhaltig geschädigt? Differenzierte Grenzziehungen sind auch im Bereich sexueller Belästigungshandlungen bei Erwachsenen vorzunehmen: Wann wird eine Belästigung zu einer Angst und Schrecken auslösenden Tat? Oder beschränkt sich die Reaktion auf einen unangenehmen, aber ungefährlichen Gefühlszustand? Als der englische Schauspieler Stephen Fry 2016 in einem Interview polemischerweise einige Auswirkungen von Gewalt gegenüber Kindern infrage stellte, gab es eine Kampagne gegen ihn, die ihm unverantwortliche Aussagen vorwarf.

Der Gegenseite, die Gewalt- und Traumafolgen thematisiert und sich für Betroffene einsetzt, sollte aber ebenso Gerechtigkeit widerfahren, ohne die beschriebenen Übertreibungen in Abrede zu stellen. Es gab, historisch gesehen, sehr viele Widerstände gegen die Anerkennung der menschlichen Verletzlichkeit durch Gewalt. Der Begriff Trauma bezieht sich auf die Psyche; es handelt sich um eine psychische Verletzung – und ist somit vordergründig beziehungsweise an der Oberfläche nicht wahrzunehmen. Diese «Unsichtbarkeit der Opfer» führt leicht dazu, dass sie und ihr Schicksal übersehen oder dieses ausgeblendet wird. Es musste historisch erst zu verschiedenen Emanzipations- und Menschenrechtsbewegungen kommen, um dem nicht sichtbaren Phänomen der Traumafolgen gesellschaftliche Aufmerksamkeit zu verschaffen. Der israelische Sozialforscher Jose Brunner betont, dass die durch Traumata betroffenen Menschen vielfältigen Marginalisierungs- und Ausschlussmechanismen ausgesetzt sind. In vielen Gesellschaften werden vergewaltigte Frauen aus den sozialen Netzwerken ausgeschlossen, den Missbrauchsopfern des religiösen Klerus wird nicht geglaubt, traumatisierten ehemaligen Soldaten geht man aus dem Weg. Selbst in Israel mussten Hunderttausende jüdische Holocaustüberlebende nach 1945 feststellen, dass die damalige Aufbruchsstimmung im Land keinen Raum dafür ließ, ihr Leid öffentlich zu artikulieren. Die traumatischen Erfahrungen blieben dermaßen unsichtbar, dass nicht einmal Psychiater und Psychotherapeuten sie bemerkten. Es scheint den Aktivismus gewisser Autoren und Fachvertreter gebraucht zu haben, die sich auf der Basis moralischer Empörung für die Sache der Betroffenen eingesetzt haben und damit der Anerkennung der Menschen mit Traumafolgestörungen in der gesellschaftlichen Arena erst den Weg bahnten. Beispiele für solche Engagements gab in den 1880er Jahren der Neurologe Hermann Oppenheim, der die «traumatische Neurose», insbesondere nach Arbeitsunfällen in der Industrie, untersuchte und sich für eine Entschädigung der Betroffenen einsetzte. Im Zuge des Vietnamkriegs gelang es einer Gruppe engagierter US-amerikanischer Fachvertreter (Robert J. Lifton, Charles Figley u. a.) erstmals, die offizielle medizinische Diagnose der «Posttraumatischen Belastungsstörung» einzuführen. Frauenrechtsgruppen beendeten den Zustand, dass es bis in die 1970er Jahre so gut wie keine psychologische Literatur zu den Themen Vergewaltigung und häusliche Gewalt gab, geschweige denn Studien darüber, welche psychischen Folgen diese Traumata haben. Die Erkenntnis, dass die PTBS und die erst Jahrzehnte später offiziell anerkannte Komplexe PTBS ihren Anwendungsbereich gerade bei traumatisierten Frauen und Kindern haben, ist weiblichen Fachvertreterinnen zu verdanken (Boston Womens Health Collective, Judith L. Herman, Luise Reddemann u. a.). Wie Jose Brunner (2004) argumentierte, ist es ein Verdienst engagierter Mediziner und Psychologen, dass sie seit dem Ende des 19. Jahrhunderts in ihren Fächern sich an allgemeiner Menschenwürde, Rechten und Gleichheit orientierten und dabei der individuellen Autonomie und der seelischen Verletzlichkeit zunehmend Anerkennung verschafften – als Inbegriff dessen, was man in den westlichen Ländern heute als demokratischen Ethos und die Wahrung der Rechte des Einzelnen bezeichnen kann.

Die Skepsis der Gerichtspsychiater und anderer medizinischer Gutachter, die über Kompensationsleistungen zu entscheiden haben, gegenüber den Diagnosen der Traumafolgestörungen, lässt sich auch mit einer weiteren Besonderheit dieser Patientengruppe in Verbindung bringen. Die psychische Verwundung lässt sich, anders als die körperliche, äußerlich nicht nur nicht sehen, für sie gibt es zudem einen unmittelbaren Verursacher in der äußeren Wirklichkeit. Die Betroffenen empfinden sich als Opfer und erheben damit einen moralischen Anspruch, als solche angesehen zu werden. Viele suchen gerichtliche Aufarbeitung, einschließlich der Bestrafung von Tätern oder Verantwortlichen, und gleichzeitig finanzielle Entschädigung. Diese moralische Attitüde gibt es bei keiner anderen Gruppe von Menschen mit einer psychischen Störung. Es kann dabei um viel Geld gehen, selbst wenn man sehr häufig von den Betroffenen hört, dass dies im Grunde genommen nicht der Kern ihres Anliegens ist, sondern dass es ihnen um die Anerkennung ihres Leidens geht. Das Fehlen der gewünschten Anerkennung erzeugt bei den Betroffenen oft weiterhin das Gefühl der Nichtbeachtung und Ausgrenzung, das einer opferorientierten Justiz *(restaurative justice)* entgegensteht. Die moralische Wertbesetzung der Traumathematik ist bisher sicher noch zu wenig zwischen Ethikern, Juristen, Psychologen und Medizinern diskutiert worden.

4.2 Kontinuierliches, kollektives und historisches Trauma

Die inzwischen sehr weite Nutzung der Begriffe «Trauma» und «Posttraumatische Belastungsstörung» hat dazu geführt, dass ständig neue Begriffe in diesem Zusammenhang auftauchen. Bei jedem dieser Begriffe sollte aber hinterfragt werden, ob er gut gewählt und überhaupt gerechtfertigt ist.

Als sich 2013 die zuständige Arbeitsgruppe bei der Weltgesundheitsorganisation (WHO) mit der Neuformulierung der Diagnosen der PTBS, der Komplexen PTBS und der Anhaltenden Trauerstörung beschäftigte, wurde eine zusätzliche Diagnose debattiert, die *Kontinuierliche Traumastörung (Continuous trauma disorder)*. Sie bezieht sich auf die Möglichkeit, dass ein traumatisches Geschehen andauert und die Betroffenen ihm weiterhin ausgesetzt sind. Engagierte Fürsprecher dieser möglichen Diagnose waren Fachvertreter aus Weltgegenden mit schweren anhaltenden Gewaltkonflikten, vor allem der Psychiater Daya Somasundaram aus Sri Lanka sowie südafrikanische Psychologen. Sie konnten zunächst auf die Tatsache verweisen, dass es in Kriegs-, Bürgerkriegs- und Krisengebieten mit anhaltender Waffengewalt oder der ständigen Androhung von Militäraktionen für die betroffenen Menschen in ihrer psychischen Überforderung kein *«post»*, kein *nachher* gibt, so dass sich die Bezeichnung «Posttraumatische Belastungsstörung» streng genommen nicht auf ihr Krankheitsbild anwenden lässt. Berichte über anhaltende traumatische Belastung zeigen, dass in dieser Situation aus psychologischer Sicht insbesondere drei Aufgaben bestehen, bei welchen die Betroffenen unterstützt werden können: erstens das Finden und Aufsuchen von Orten der Sicherheit, an denen die Betroffenen sich erholen und entspannen können. Zweitens die Unterstützung der Fähigkeit zur Unterscheidung zwischen realer und phantasierter Gefahr, was für einige schwer ist, die völlig verunsichert und sich ständig unter massiver Bedrohung fühlen. Drittens die Regressionsvermeidung, wie das die Psychologen nennen, das heißt, nicht in kindliche Muster zurückzufallen, also sich sorglos zu geben oder gar sich persönlich für unverwundbar zu halten, wie man es aus Märchen und Legenden kennt.

Die infrage stehende Kontinuierliche Traumastörung weist noch einen weiteren Unterschied zur PTBS auf. Da Psyche und Körper in einem fast ständigen oder einem wiederkehrenden Alarmzustand sind, kann es bei vielen der Betroffenen zu ständigen körperlichen Beschwerden und Symptomen wie chronischen Kopfschmerzen, Bluthochdruck, körperlichen Schmerzen, Magen-Darm-Störungen und verschiedenen Infektionskrankheiten aufgrund des beeinträchtigten Immunsystems kommen.

Die große seelische und körperliche Belastung der Betroffenen in den anhaltenden Kriegs- und Krisenzonen wird von allen Fachleuten anerkannt. Trotzdem hat sich die WHO-Kommission im Jahr 2013 nicht auf die Aufnahme der Kontinuierlichen Traumastörung in den Katalog offizieller Krankheiten geeinigt. Das erklärt sich dadurch, dass es bereits vorhandene andere Konzepte gibt, die in diesem Fall den psychischen Zustand der Notfall-, Kriegs- oder Krisensituation beschreiben. Zum «chronischen (Extrem-)Stress» liegen ebenfalls sowohl für den körperlichen als auch für den psychischen Bereich viele medizinisch-psychologische Erkenntnisse vor, die inhaltlich kaum etwas mit dem zu tun haben, was bei Traumatisierten bzw. Menschen mit einer PTBS veranlasst werden sollte. Die Weltgesundheitsorganisation und andere karitative Nichtregierungsorganisationen verfügen über ein gut vorbereitetes Spektrum von Hilfen, wenn man sie in den Kriegs- und Krisenregionen überhaupt je zum Einsatz kommen lässt. Tragischerweise zählt das in diesen Fällen zu den größten Problemen.

Die Begriffe «kollektives Trauma» und «historisches Trauma» sind aus sehr ähnlichen Intentionen heraus entstanden. Sie betreffen beide eine ganze Generation, eine ethnische Gruppe oder ein bestimmtes Volk. Beispiele, die in der Literatur genannt werden, sind die Verfolgung und Vernichtung der Juden im Holocaust oder die Vertreibung, Enteignung und Dezimierung der Indianer in Nordamerika bis ins 20. Jahrhundert, aber auch bestimmte Kriege und systematische Unterdrückungsmaßnahmen der Kolonialmächte gegenüber den Bevölkerungen in Afrika, Mittel- und Südamerika und anderswo.

In den Medien und Teilen der Fachliteratur werden heute auch bestimmte Terrorereignisse und Kriege als kollektive Traumata bezeichnet, angefangen von den Terroranschlägen vom 9. September 2001 in den USA über den Völkermord in Ruanda 2004 mit bis zu einer Million Toten bis zum anhaltenden Krieg in Syrien. Auch Naturkatastrophen erhielten diese Bezeichnung, etwa die Tsunamis im Indischen Ozean 2004 und in Japan 2011 (mit der Reaktorkatastrophe von Fukushima) oder die Flut von 2010 in Polen und den umgebenden Ländern. Wenn man den Begriff des kollektiven Traumas wählt, sollte damit nicht nur ein vermeintlich topaktueller Begriff benutzt werden, sondern der Fokus darauf liegen, was mit den Gemeinschaften in dieser Zeit passiert und über individuelles Leiden hinausgeht. Daya Somasundaram zählte folgende kollektive Konsequenzen auf, die er in seinem Heimatland Sri Lanka beobachtete, aber für universell gültig hält: Misstrauen, Verdächtigungen, Brutalisierung, ein Absinken der Moral und Werthaltungen, Abhängigkeitserwartungen, Passivität, Negativismus, geschwächte Führungsqualitäten sowie oberflächliche bzw. kurzzeitige Zielsetzungen. Dazu kommt das, was man auf Englisch *«conspiracy of silence»* nennt und als «Verschwörung des Verschweigens» übersetzen kann. Wenn es um ein menschlich verursachtes Trauma geht und die Täter es schaffen, die öffentliche Meinung zu beherrschen, dann passiert das, was der Friedensnobelpreisträger Elie Wiesel so ausgedrückt hat: «Die Henker töten zweifach, beim zweiten Mal durch das Schweigen.»

Kollektive Traumafolgen benötigen im Grunde genommen andere Hilfeleistungen als individuelle Traumafolgen. Auch wenn die Erkenntnisse über wirksame Interventionen in diesem Bereich noch sehr spärlich sind, ist doch klar, dass es hier um sogenannte gemeindenahe Ansätze und um «Hilfe zur Selbsthilfe» gehen muss. Für die jeweiligen lokalen *«Leader»* sind Sensibilisierungs-(*awareness*-)Trainings nützlich. Jede von außen kommende Hilfe, die sich nicht um kulturelle Praktiken und Wertorientierungen der jeweiligen Gemeinschaft kümmert, verbietet sich – auch wenn dieser Grundsatz bisher immer wieder verletzt wurde (wie im vorhergehenden Abschnitt beschrieben). Gegen kollektive Traumafolgen hilft die Verrichtung von Ritualen. Dies scheint die Betroffenen kulturübergreifend zu trösten und zusammenzubringen, wie Beispiele von ökumenischen Gedenkfeiern nach Katastrophen nahelegen (andere Beispiele sind in den beiden folgenden Abschnitten zu finden).

Wenn der Begriff des «historischen Traumas» gewählt wird, dann steht meistens die politische Dimension der kollektiven Gewalterfahrung im Zentrum. Der Begriff soll die Aufmerksamkeit darauf lenken, dass einer Gemeinschaft oder einem Volk schweres Unrecht angetan wurde. Der kanadische Psychiater und Anthropologe Laurence Kirmayer hat zusammen mit Kollegen 2014 darauf aufmerksam gemacht, dass dieser Begriff insbesondere immer dann gewählt wird, wenn darauf hingewiesen werden soll, dass ein schweres Unrecht bis heute «ungesühnt» ist. Daher wird nur selten vom Holocaust als historischem Trauma gesprochen, sondern eher von kolonialen Grausamkeiten. Mit dem Begriff «historisches Trauma» ist dann immer auch eine Erklärung für heutige Probleme, Fehlentwicklungen und Leidensquellen für die jeweiligen Bevölkerungsgruppen gemeint. Oftmals leiten Aktivistengruppen, die ihre Vorfahren als Opfer von Erniedrigungen sehen, aus dem Status, Nachfahre zu sein, Ansprüche aller Art ab, zu denen erinnerungspolitische, moralische und finanzielle gehören.

Mehrfach haben Historiker – wie in Deutschland Egon Flaig (2011) – den Begriff des «historischen Traumas» allerdings stark kritisiert. Denn es ist nur schlecht möglich, aus der Vergangenheit heraus heutiges Unrecht zu erklären und dabei weitere historische, wirtschaftliche und politische Ursachen zu vernachlässigen. Wer von einem historischen Trauma seiner Gemeinschaft spricht und damit auf heute noch bestehende politische und soziale Notlagen hinweisen will, müsste stets auch die heutige, immer noch wirkende strukturelle Gewalt verantwortlich machen: aktuelle Diskriminierung, den Abfluss von Bodenschätzen oder anderen materiellen Ressourcen aus den Regionen der Betroffenen und andere eingeschränkte Lebenschancen der Bewohner. So gesehen führt nicht die in vergangenen Zeiten geschehene Gewalt, sondern das, was heute passiert, zu den Leidenszuständen der Gemeinschaften und ihrer Mitglieder.

Eine etwas andere Bedeutung des Begriffs des «historischen Traumas» brachte die Untersuchung der zweiten oder auch dritten Generation von Trauma-Überlebenden mit sich. Bezeichnet wird dieses Phänomen als *transgenerationale Übertragung* des Traumas beziehungsweise der Traumafolgestörung. Schon 2003 konnte ein niederländisch-israelisches Team um Marinus van IJzendoorn die Ergebnisse von viereinhalbtausend Befragungen erwachsener Kinder von Holocaustüberlebenden in einer Metaanalyse zusammenfassen. Diese erbrachten sehr differenzierte Ergebnisse, welche einer vereinfachten Aussage wie «Die Kinder von Traumatisierten sind transgenerational immer noch belastet» entgegenstehen. Gewisse Belastungen wie häufiger auftretende Ängste und Depressionen lassen sich zwar bei den Kindern derjenigen nachweisen, die als Elternteil psychiatrische oder psychologische Hilfe in Anspruch genommen haben. Hatte man aber die zweite Generation von Holocaustüberlebenden ganz allgemein und ohne Berücksichtigung früherer Inanspruchnahmen des Gesundheitswesens untersucht, dann gab es bei diesen Nachkommen keine erhöhten psychischen Belastungen im Vergleich mit den Nachkommen nichttraumatisierter Familien. Daher geht man davon aus, dass die sogenannte sekundäre Traumatisierung nicht wegen der Holocaustfolgen an sich, sondern aus anderen Gründen gefunden wurde. Von den Medien gern aufgegriffene Ergebnisse von einzelnen, meist sehr kleinen Studien, die sogar von einer Veränderung der Aktivierung der menschlichen Gene (sog. epigenetische Veränderungen) in der zweiten Generation sprechen, sind noch mit Vorsicht zu bewerten. Denn es könnte sein, dass diese Befunde ebenfalls auf andere Einflussfaktoren als die Holocaustwirkung zurückzuführen sind. In Deutschland steht das Schlagwort der «Kriegsenkel» dafür, dass es transgenerationale Spätfolgen – in diesem Fall des Zweiten Weltkriegs und der nachfolgenden Vertreibungen – auf heute mittelalte Menschen (die Kinder der damals Betroffenen) geben könnte. Hier wird allerdings nicht mit direkt weitergegebenen Leidenszuständen argumentiert, sondern beispielsweise mit chaotischen Erziehungserfahrungen, eigentümlichen Lebensweisheiten der Eltern oder deren absonderlichen Verhaltensweisen, die zur Prägung der Kindergeneration geführt haben. Interessanterweise hat sich die psychologische Forschung diesen Phänomenen bisher noch nicht zugewandt, und so bleibt im Ungewissen, was hier schon gesichertes Wissen ist und was nicht.

Zu den hier genannten Begriffen passt auch der des «kollektiven Gedächtnisses». Ursprünglich aus der Sozialphilosophie stammend, bedeutet er, dass Gruppen oder Gemeinschaften bestimmte Erlebnisse und Erfahrungen in einem Gedächtnis aufbewahren, das ursprünglich vor allem durch Weitererzählen und das Schaffen von Bildern zustande kommt. Das Aufzeichnen in Schriften und Kunstwerken, die dann wiederum in Bibliotheken oder Sammlungen (auch Museen) zusammengetragen werden, ist eine Weiterentwicklung dieser Aufbewahrungsform. Im Gegensatz zum individuellen Gedächtnis, das man sich dank seiner Lokalisierung im Gehirn und dank eindrucksvoller Gedächtnisexperimente konkret vorstellen kann, ist das kollektive Gedächtnis ein abstraktes Konzept wie viele andere wissenschaftliche Abstraktionen auch. Es ist vor allem sozial konstruiert, was sich in der heutigen Zeit insbesondere auf die mediale Präsenz bezieht: Es bleibt das im Gedächtnis, was die Medien wiederholt aufgreifen und somit wieder und wieder verstärken. In früheren Zeiten waren kollektive Gedächtnisinhalte noch unmittelbar «geglaubtes Wissen» (Flaig, 2011, 679), denn sie mussten vorrangig mündlich übermittelt werden. Aber ob nun durch Medien oder als Glauben weitervermittelt – beide Formen der Übermittlung sind sehr anfällig für Manipulationen. Daher scheint es unerlässlich, den grundlegenden Unterschied zwischen dem individuellen und dem kollektiven Gedächtnis zu betonen: Das Individuelle bezieht sich auf eigenes Erleben, das Kollektive dagegen ist ein Konglomerat von interessegeleitetem und teilweise auch zufälligem Geschichtswissen. Beide Gedächtnisformen haben daher strukturell nicht den gleichen Wahrheitsgehalt oder Realitätsbezug. Wenn von einem kulturellen Gedächtnis gesprochen wird, das die «Wunden früheren Unrechts» bezeugt, dann wiederholt sich die beschriebene Konstellation. Engagierte Menschen wollen etwas gegen das Vergessen und Verdrängen tun, was allerdings leicht zu Übertreibungen und intellektuellen Ungenauigkeiten führen kann.

4.3 Erinnerungskulturen und Wahrheitskommissionen

Wie soll sich eine Gesellschaft ihrer eigenen traumatischen Geschichte stellen, und welche Konsequenzen sollen sich daraus ergeben? Als Antwort auf diese doppelte Fragestellung wurde ab den 1980er Jahren der Begriff der «Erinnerungskultur» geprägt – und wird meist im Plural verwendet. Eine Kultur des Erinnerns ist demnach ein tragender Bestandteil einer aufgeklärten und demokratischen Zivilgesellschaft. Der Begriff impliziert, dass sich die nationalen und internationalen Gepflogenheiten verändert haben, um sich als Gesellschaft den einschneidenden Ereignissen der eigenen Geschichte zu stellen. Dominierte früher das sogenannte Heldengedenken, wenn es um Kriege, Bürgerkriege und Katastrophen ging, so ist der Sockel des Gedenkens heute ethisch breiter und bezieht sich darüber hinaus auch auf größere Betroffenengruppen, die in den Erinnerungsinstitutionen (den Denkmälern, Museen und Erinnerungsstätten) in den Mittelpunkt rücken. Der neue Begriff der Erinnerungskulturen umfasst dabei nicht nur Opfer und ihre Leiden, sondern beinhaltet genauso, dass es zur gleichen Zeit Täter gab, an deren Tun ebenfalls angemessen erinnert werden soll. Der expliziten Unterscheidung und Benennung von Opfern und Tätern kommt eine wichtige ethische Bedeutung zu. Sie kann den ehemaligen Opfern helfen, für sich selbst Genugtuung zu erlangen. Zugleich wird signalisiert, dass die Wiederholung solcher Untaten und Gräuel nicht akzeptierbar ist.

Der Begriff der Erinnerungskulturen ist inhaltlich und zeitlich stark mit dem Holocaust und seinem Gedenken verknüpft. Diese Verknüpfung entstand aus der Einsicht von Historikern und Politikern, dass diese «‹Passionsgeschichte› von so ungeheuren Ausmaßen war, die nicht nur die Historiker etwas angeht, sondern auch einen bleibenden Identitätsbezug zu den Opfern, Tätern und anderweitig mit dieser Geschichte Verbundenen herstellt» (Assmann, 2013, 106). Erstaunlicherweise brauchte diese Einsicht mehr als 40 Jahre nach dem Ende der Naziherrschaft, bis sie seit den 1980er Jahren langsam mehrheitsfähig wurde. Zuvor war mit dem häufig benutzten Begriff der «Vergangenheitsbewältigung» meist so etwas wie «einen Schlussstrich ziehen» intendiert worden.

Für Mittel- und Osteuropa und insbesondere Deutschland sind als weiterer Strang der Erinnerungskulturen die totalitären Diktaturen kommunistischer Prägung wichtig, im Fall der ehemaligen DDR die bis 1989 existierende SED-Diktatur. Mit der Kulturwissenschaftlerin Aleida Assmann kann man konstatieren, dass bis in die heutige Zeit die Erinnerung der kommunistischen Opfer in Deutschland eher als Privatsache oder Anliegen einzelner Gruppen betrachtet wird und dass es ansteht, dieses Gedenken auch zu einem allgemein akzeptierten weiteren Bestandteil der Erinnerungskulturen in Deutschland zu machen.

Dies gilt ebenso für Erinnerungskulturen anderer Betroffenengruppen, anderer Länder und Kontinente. Es fängt an mit den großen Migrantengruppen, die grausamen Kriegsgebieten entronnen sind, und führt zu den bereits erwähnten amerikanischen Ureinwohnern, die Erinnerungsorte und Anerkennung für den, wie sie es nennen, «amerikanischen Holocaust» einfordern.

Das Konzept der «Erinnerungskulturen» wurde inzwischen häufig kritisch infrage gestellt. Aleida Assmann hat dies in ihrem 2013 erschienenen Buch «Das neue Unbehagen an der Erinnerungskultur» ausführlich dargestellt – und es mit einem engagierten Plädoyer dafür verbunden, die neuen ethischen Erinnerungskulturen nicht nur beizubehalten, sondern auch weiter auszubauen. Etliche der von Assmann behandelten Kritikpunkte an den Erinnerungskulturen betreffen eher die Geschichtswissenschaft. Deren Arbeiten beruhen in der Regel darauf, moralisch-ethische Gesichtspunkte bewusst nicht zu berücksichtigen – sowie alle Formen von Einmischung und Parteilichkeit abzulehnen. Durch diese Form der Distanziertheit steht die Geschichtswissenschaft Zeitzeugen und ihren sehr oft subjektiven und emotionalen Berichten mit kritischem Abstand gegenüber. Eine verwandte Kritik mündet in den Vorwurf an die Politik, Erinnerungskulturen in leere Rituale, heuchlerische Inszenierungen und überflüssige Institutionalisierungen verwandelt zu haben. Es sei beispielsweise unglaubwürdig und kontraproduktiv, wenn Politiker immer nur zu Jahrestagen oder in Festtagsreden des Leidens früherer Opfer gedenken, dies aber keinerlei weitere Konsequenzen habe.

Eine dritte Ebene der Vorwürfe betrifft die vermeintlich mit den Erinnerungskulturen verbundene Suggestion einer «Identifizierung mit den Opfern». Nachgeborene Generationen würden so ständig aufgefordert, sich an Geschehen zu erinnern, die stattfanden, als sie noch gar nicht geboren waren. Als ein besonders extremer Fall dieser Opferidentifizierung wird auf die gefälschten Memoiren des angeblichen Holocaustopfers Binjamin Wilkomirski verwiesen, der eigentlich Bruno Dössekker hieß. Dössekker hatte in den 1990er Jahren geschildert, wie er sich nach langer Zeit wieder an seine traumatischen Kindheitserlebnisse – die Tötung seiner Eltern und seine eigene KZ-Zeit – erinnern konnte. Dössekker war nachweislich ein Schweizer Waisenkind, das nie aus der Schweiz herausgekommen war; seine angebliche Autobiographie wurde als reines Phantasieprodukt enthüllt. Bis heute ist offen, wie viel bewusster Betrug und wie viel autosuggestive Identifizierung mit jüdischen Opfern – Opfern, denen keiner seine tiefe Anteilnahme verweigern kann – in dieser Geschichte steckt.

Hier kann die geschichtswissenschaftliche Diskussion der Erinnerungskultur lediglich gestreift werden, da die dem Buch zugrunde liegende Betrachtungsebene der Psychologie der Sichtebene der direkten Opfer und Betroffenen entspricht. Es wurde jedoch schon beschrieben, dass Traumaopfer (und insbesondere diejenigen mit einer Posttraumatischen Belastungsstörung oder Anhaltenden Trauerstörung) es für sich selbst als bedeutsam und heilsam erleben, wenn sie von der Öffentlichkeit gewürdigt werden. Üblicherweise geschieht dies im Rahmen von Gedenkveranstaltungen unter Beteiligung wichtiger Vertreter des politischen oder gesellschaftlichen Lebens, durch die Einrichtung von Gedenkstätten und das Begehen von Jahrestagen.

Je weniger eine Opfergruppe in der Gesellschaft gewürdigt wird, desto wichtiger sind diese erinnerungspolitischen Zeichen und Handlungen. Ein Beispiel dafür ist die zehn Jahre verschleppte Aufklärung der deutschlandweiten Mordserie der Terrorgruppe NSU (Nationalsozialistischer Untergrund) aus Thüringen an Bürgern mit Migrationshintergrund. Die Aufklärung wurde für die Angehörigen der Ermordeten zu einem Alptraum, weil die Ermittlungsbehörden einerseits zu wenig konsequent vorgegangen waren, andererseits dem rassistischen Verdacht Raum gegeben wurde, die Opfer seien «selber schuld» gewesen. Denn eigentlich hätten Clan-Auseinandersetzungen in den jeweiligen Migrantengruppen zu den Morden geführt. Als die wahren Täter dann feststanden, kam es zu einer Würdigungsveranstaltung durch Bundespräsident Joachim Gauck, der in seiner Ansprache den Angehörigen sagte: «Sie alle haben erlebt, wie sich von einem Tag auf den anderen das ganze Leben verändert. Sie hätten Trost und Unterstützung gebraucht. Stattdessen sind Sie verdächtigt, gedemütigt und allein gelassen worden.» (Gauck, 2013)

Dass Politiker für Fehler und Unterlassungen einstehen und mitfühlendes Bedauern bis hin zu Reue zeigen, ist eine Form praktizierter Erinnerungskultur, die vielen Betroffenen Erleichterung ihres Leidens verschaffen kann. Ein anderes Beispiel ist die 2013 mit einer offiziellen Entschuldigung des Schweizer Bundesrats eingeleitete moralische und finanzielle Wiedergutmachung ehemaligen Verdingkindern gegenüber. Verdingkinder waren im Kindesalter meist bei Bauern untergebracht, wo ihre günstige Arbeitskraft ausgenutzt und die meisten von ihnen misshandelt und missbraucht wurden.

Durch die Diskussion um Erinnerungskultur und -politik kann aber auch die nötige Aufmerksamkeit dafür geschaffen werden, dass manche symbolischen Handlungen für die Opfer unbefriedigend bleiben. So wird die Entschuldigung von Papst Benedikt XVI. auf dem Weltjugendtag 2008 für den sexuellen Missbrauch von Kindern, den katholische Priester über Jahrzehnte in vielen Ländern verübt haben, als nicht vollständig glaubwürdig, sondern eher als ein Lippenbekenntnis angesehen. Die Betroffenen und auch diejenigen, die sich für die Opfer engagieren, hatten den Eindruck, dass die (ehemaligen) Täter prinzipiell weiterhin geschützt wurden und keine vollständige Umorientierung in der Institution der katholischen Kirche stattgefunden hatte. Von einer Erinnerungskultur der katholischen Kirche gegenüber ihren Missbrauchsopfern kann man bis heute nicht sprechen. Ziel einer solchen Aufarbeitung ist nach Aleida Assmann ein Prozess, in dem «Strukturen moralischer Verantwortung und die erfolgreiche soziale Reintegration von Opfern und Tätern» (Assmann 2013, 202) entstehen.

In diesem Zusammenhang sind die «Wahrheits- und Versöhnungskommissionen» einiger Länder in den Fokus der Diskussion geraten. Am bekanntesten wurde die südafrikanische Kommission, welche Bischof Tutu und der Politiker Alex Boraine nach dem Ende der Apartheid zur Aufarbeitung der begangenen Gräueltaten gründeten. Bis heute sind auf der Welt mehr als 30 Wahrheitskommissionen im Einsatz, wobei deren Regeln und Vorgehensweisen immer wieder neu definiert werden müssen. Wichtigstes Ziel einer solchen Kommission ist es, die übermächtige Wucht der traumatischen Vergangenheit durch einen Opfer-Täter-Dialog zu erleichtern, der am besten noch während des gesellschaftlichen Wandels stattfinden muss. Das Rechtssystem ist in den betroffenen Ländern häufig noch mit ehemaligen Tätern besetzt und korrumpiert. Dementsprechend genießt es kein Vertrauen. Von den Tätern wird öffentliche Reue erwartet – im Gegenzug wird ihnen dafür Straffreiheit zugesichert. Die Opfer bekommen ein Podium für ihre Leidensberichte und können den ehemaligen Tätern in die Augen schauen und sie zur Rede stellen. Das sind psychologische und symbolische Handlungen von großer Wichtigkeit, die zu einem gesellschaftlichen Neubeginn beitragen sollen.

Es gibt inzwischen einige differenzierte Untersuchungen über die Wirkungen von Wahrheits- und Versöhnungskommissionen auf die Opfer (Gobodo-Madikizela, 2006; Hamber, 2000; Stein und Mitautoren, 2008). Neben der grundsätzlichen Bejahung dieses Vorgehens (unter den gegebenen historischen Umständen) musste dabei immer wieder auf kritische Punkte aus der Sicht der Opfer hingewiesen werden. Zentrales Anliegen war eine Balance zwischen der Aufmerksamkeit, die die Opfer oder die Angehörigen von Verstorbenen auf der einen und die Täter auf der anderen Seite bekamen. Meist standen die Täter aufgrund der ausführlichen Befragungen, aber auch eigener Rechtfertigungsversuche dermaßen im Mittelpunkt, dass die Opfer, denen weniger Zeit für ihre Aussagen zur Verfügung stand, sich dadurch ein zweites Mal massiv übergangen fühlten. Auch die zumeist automatische Strafbefreiung der Täter, wenn diese vor einer Kommission ihre früheren Taten zugaben, konnte von vielen Opfern und Angehörigen nicht als letztes Wort hingenommen werden – dazu war ihre Trauer zu stark und ihr Gerechtigkeitsgefühl zu heftig verletzt worden. Wahrheits- und Versöhnungskommissionen in historisch wichtigen Übergangszeiten können daher nicht die Wunden heilen, die in der vorhergehenden Zeit zugefügt wurden. Sie sind bestenfalls ein Schritt auf dem Weg, (auch) den Opfern und ihren Erfahrungen den ihnen gebührenden Stellenwert in der kollektiven Erinnerung zuzugestehen.

Positiv bleibt dennoch festzuhalten, dass es ein Novum in der Geschichte ist, dass die Opferperspektive in der Betrachtung der jüngeren oder ferneren Vergangenheit nicht verloren geht und die Täter oder «Sieger» sich dieser zu stellen haben (Assmann 2013, 208).

4.4 Die besondere Affinität der Künste zu Trauma und Gewalt

Kunst regt an, wenn sie gut gemacht ist; in Kunstwerken lassen sich überraschende und unverbrauchte Zugänge zu Phänomenen des Lebens und seinen Gefährdungen finden. Künstlern gelingt es oft, auf besonders eindrückliche Weise zu vermitteln, was Gewalt und Trauma in Betroffenen auslösen. Dieser Umstand ist auch von den Literatur-, Kunst- und Kulturwissenschaften aufgegriffen worden, die sich seit Längerem in vielfältiger Weise mit der Traumathematik auseinandersetzen. Diese führt nicht selten dazu, die künstlerischen Ausdrucksformen zu erweitern und mit neuen Facetten auszustatten. Dabei zeigt sich, dass es über die einzelnen Sparten der Kunstproduktion (Malerei, Literatur, Installationskunst u.a.) hinweg übergreifende, mit dem Traumathema verbundene Gestaltungsmerkmale der Kunstproduktion gibt. Ein solcher Darstellungsweg, der die unterschiedlichen Kunstgattungen überschreitet, wird auch hier gewählt, um anhand einiger Beispiele diese Formen künstlerischer Verarbeitung aufzuzeigen. Dabei ist womöglich nur bei einem Teil der Künstler davon auszugehen, dass sie selber traumatisiert waren und eine PTBS hatten; andere haben dieses Thema aufgrund ihres Sinns für das Zeitgeschehen aufgegriffen und aus dem Bedürfnis heraus, neue Ausdrucksweisen zu erproben.

Wie werden Traumafolgen in den Künsten thematisiert? Aus Sicht des Psychologen und im Hinblick auf die eingangs beschriebenen posttraumatischen Symptome fallen vier traumabezogene Gestaltungsprinzipien auf: (1) *Wiederholungszwang;* (2) *Sprachlosigkeit und Verstummen;* (3) *Fragmentierung und Konfusion* sowie (4) die *«Wundenkultur»*. Zu diesen Prinzipien werden nachfolgend jeweils einige Beispiele genannt. Abschließend folgen Bemerkungen zur ‹anderen Seite› der Traumafaszination in den Künsten: ihre Affinität zu Gewalt und zur Heldenglorifizierung. Es wird sicher so sein, dass einzelne der gewählten Beispiele auch auf ganz andere Art interpretiert werden können. Da die zeitgenössische, postmoderne Kunst häufig die allgemeine Fragilität des heutigen Lebensgefühls beschreibt, kann es hier zwangsläufig zu Überschneidungen kommen.

(1) *Wiederholungszwang:* Wenn einige Künstler immer wieder ein Thema gestalten, in dem es augenfällig um traumatische Geschehen geht, dann kann das durchaus als posttraumatischer Wiederholungszwang bezeichnet werden. Solche Wiederholungszwänge sind auf vergangene Katastrophen bezogen und bringen zum Ausdruck, dass ein Betroffener immer noch an das Unfassbare gekettet ist oder – psychologisch ausgedrückt – das Traumagedächtnis immer noch dominiert.

Die Barockkünsterlin Artemisia Gentileschi (1593–1653), die zu den bedeutendsten Malerinnen ihrer Zeit in Italien zählt, hat in fünf der erhalten gebliebenen Gemälde die Szene «Judith mit dem Haupt des Holofernes» gestaltet. Es sind blutrünstige Gemälde, in denen Judith bei der Enthauptung des gewalttätigen Kriegsherrn Holofernes allein oder zusammen mit ihrer Magd dargestellt wird, während das Blut noch in voller Wucht aus den Blutgefäßen des durchgetrennten Halses spritzt. Die Malerin wurde als 18-jährige Frau vergewaltigt und musste danach in einem Gerichtsprozess, der eigentlich dem Vergewaltiger galt, auf unwürdige Weise nachweisen, dass sie keine Prostituierte war. Feministische Kunsthistorikerinnen haben wiederholt darauf hingewiesen, dass ihre blutigen Köpfungsszenen des Gewalttäters Holofernes in Zusammenhang mit dieser Traumatisierung zu betrachten sind. Gentileschi blieb auch in vielen anderen Bilden dem Thema Frauen treu und brachte in ungewöhnlicher Weise deren psychische Dramen zwischen Entschlossenheit, Mut und Tatkraft auf der einen sowie Angst, Ohnmacht und Leid auf der anderen Seite zum Ausdruck.

Zoran Mušič (1909–2005), ein Überlebender des KZ Dachau und bildender Künstler, umkreiste seit dem Ende der Nazizeit bis zu seinem Lebensende immer wieder ein Motiv in seinen Bildern und Grafiken: einzelne Berge vor leerem Hintergrund, die nur bei genauer Betrachtung sich als Leichenberge herausstellen, in denen die einzelnen Individuen nur sparsam angedeutet sind. Mal werden sie aus wenigen Leichen gebildet, mal scheinen es Hunderte zu sein.

Der deutsche Aktionskünstler Joseph Beuys (1921–1986) hat als Luftwaffenangehöriger den Zweiten Weltkrieg miterlebt; es ist bekannt, dass er bei einem Flugzeugabschuss über der Halbinsel Krim schwer verletzt wurde und anschließend in Gefangenschaft geriet. Er selbst hat in Interviews berichtet, er habe nur überlebt, weil die einheimische Bevölkerung ihn gegen die tödliche Gefahr der Auskühlung mit Fett eingestrichen und in Filz eingewickelt habe. Genau diese beiden Materialien, Fett und Filz, wurden später zu prägenden Elementen seiner Kunstproduktion. Diese Materialien wurden von Beuys in dutzendfachen Varianten in verschiedenen seiner Kunstproduktionen eingesetzt, die noch heute in den bekanntesten Kunstmuseen der Welt zu besichtigen sind. Beuys hat seine Kriegserinnerungen und wohl auch den Absturz über der Krim zu einer (künstlerischen) Legende ausgebaut, ohne Rücksicht auf den Wahrheitsgehalt. Außer Frage steht aber, dass ihn die Kriegsereignisse und der Tod von Kameraden psychisch stark in Mitleidenschaft gezogen hatten. Beuys gab 1974 einer seiner Installationen, einem Raum ähnlich einer Leichenhalle, den Titel «Zeige deine Wunde». Damit hat er die hier noch zu beschreibende Wundenkultur der zeitgenössischen Kunst mit initiiert.

Arnold Zweig (1887–1968) war ein bereits zu Lebzeiten viel gelesener Autor und ein Brieffreund von Sigmund Freud. Für ihn wurden die Erlebnisse des Ersten Weltkriegs zum dominierenden Thema seines gesamten Lebenswerks. Fünf seiner Antikriegsromane fasst er unter dem Titel «Der große Krieg der weißen Männer» zusammen. Die einzelnen Romane zeigen die Schrecken und Wirren des Krieges wieder und wieder. Auf der Seite der Weltkriegsgegner, in Großbritannien, wurden «Kriegspoeten» wie Wilfried Owen und Siegfried Sassoon dadurch berühmt, dass sie einfühlsam und vielgestaltig die seelischen Verletzungen der Soldaten beschrieben.

Die postmoderne Installationskunst hat dem Traumathema weitere Darstellungsmöglichkeiten eröffnet. Der US-amerikanische Performancekünstler Paul McCarthy (geb. 1945) hat über eine längere Zeit hinweg in seinen Installationen die häusliche Gewalt und Kindheitstraumata zum Thema gemacht: im Video

«Familientyrannei», in den Installationen «Heidi» (eine düstere Neuinterpretation der Geschichte des Alpenmädchens Heidi) und «Meat Cake #5». All diese Performances können auf mehreren Ebenen betrachtet und interpretiert werden und lassen sich keineswegs auf biographische Traumaerlebnisse reduzieren. Die psychische Welt der Kindheitstraumatisierten schwingt aber immer mit, was vom Künstler auch so gewollt ist, mit dem Ziel, Tabus um angeblich heile Familienwelten infrage zu stellen.

(2) *Sprachlosigkeit und Verstummen* stehen für die Grunderfahrung vieler Menschen mit einer PTBS, nicht über das reden zu können, was ihnen widerfahren ist – und was den Betroffenen auch viel später noch unmöglich bleibt. Psychologisch gesehen speist sich diese Schwierigkeit aus zwei Quellen: den Gedächtnis- und den Kommunikationsproblemen. Zum einen fällt es Betroffenen schwer, weil es sie selbst übermäßig belastet, die Erinnerungen hervorzuholen und diese in Worte zu kleiden und diese Worte zu einer kohärenten Erzählung zu formen. Zum anderen wollen sie diese Erinnerung ihrer Umwelt nicht zumuten, oder sie schweigen lieber, weil sie die Erfahrung gemacht haben, dass ihre traumatischen Erfahrungen in der Kommunikation banalisiert oder nicht angemessen beachtet wurden. Wie beschrieben herrscht bei den Betroffenen vielfach eine skeptische Einstellung den Mitmenschen und der Welt gegenüber vor.

Die Literaturwissenschaftlerin Marisa Siquan hat in ihrem Buch «Schreiben an den Grenzen der Sprache» das Wirken mehrerer Schriftsteller untersucht. Darin beschreibt sie die Holocaustüberlebenden Jean Améry, Imre Kertész, Jorge Semprun sowie die Stalinismusopfer Warlam Schalamow und Herta Müller. Jorge Semprun selbst beschreibt seine psychischen Nöte in einem Dialog mit Elie Wiesel, ebenfalls ein Holocaustüberlebender.

> E. W.: […] Niemand wird je erfahren, was du und ich erlebt haben. Wir versuchen es, wir setzen uns dafür ein. Aber ich glaube nicht daran.
> J. S.: Man kann nicht über alles sprechen, man kann nicht alles vorstellbar, nachvollziehbar machen. Das geht einfach nicht.
> E. W.: Schweigen ist verboten, Sprechen ist unmöglich.

Die Autoren misstrauen der üblichen literarischen Ausdrucksweise, weil diese zur Ästhetisierung und damit zur Verklärung neigt. Zudem möchten sie dem Leser nicht den Eindruck vermitteln, sie hätten für sich selbst bereits eine Distanz zum Beschriebenen gefunden, denn das wäre (für sie) unmöglich.

Die Literaturwissenschaftlerin Siquan nennt dies «Gestaltungsnot». Die davon betroffenen Schriftsteller verbindet, dass sie auf die Grenzen des Sagbaren hinweisen, Auslassungen einsetzen, durch welche Traumatisches dennoch hindurchscheint, sich Methapern oder lakonischer Kürze bedienen, wenn sie die Alltagssprache für befangen halten. Jean Améry nutzt in seinem Essay «Die Tortur» laufend Metaphern, die das zu Beschreibende umkreisen, ohne es als beschrieben zu fixieren. Unsagbarkeit wird damit gleichzeitig reflektiert und unterlaufen. Imre Kertész, der Literaturnobelpreisträger des Jahres 2002, stattet in seinen Romanen und autobiographischen Werken die Suche nach der eigenen Vergangenheit mit visionären Bildern aus, die sein Einzelschicksal überhöhen. Diese sind für ihn Mittel des Erinnerns, um den eigenen Schmerz wachzuhalten, aber auch um neue Erkenntnisse über die Wirkungen der monströsen Gräuel zu finden. Herta Müller, die Literaturnobelpreisträgerin des Jahres 2009, drückt ihr «Misstrauen gegen die Sprache» in ihren Romanen und Essays hingegen häufig direkt aus. Die Sprache gilt ihr als «der Macht» zu nahe stehend – und ist dadurch selbst schuldig geworden. Zudem misstraut sie dem ‹Gedächtnis der Worte› und bevorzugt dagegen das ‹Gedächtnis des Körpers›. Körperliche Spuren und die Bilder, die man zu ihnen finden kann, gelten ihr als bessere Zeugen. So sind ihre Romane voller Bildlichkeit und Metaphern, die der Erzählstimme die beabsichtigte Komplexität verschaffen.

Autorinnen des 20. Jahrhunderts, die in ihren Romanen andere menschlich verursachte Traumata beschreiben, haben das Dilemma in den Mittpunkt gestellt, einerseits selbst rekonstruieren zu wollen, was genau bei den erlebten Untaten geschah und wie es dazu kam, andererseits die Erlebnisse verdrängen zu wollen. Toni Morrison, die Literaturnobelpreisträgerin des Jahres 1993, hat im Hinblick auf den Lynchterror gegenüber Afroamerikanern in den USA den Wunsch und die Berechtigung zum Verschweigen und Vergessen des Traumatischen aus der Sicht Betroffener beschrieben. Ganz am Ende ihres Romans «Menschenkind» heißt es:

> *Es war keine Geschichte zum Weitererzählen.*
> *Drum geriet sie auch bei ihnen in Vergessenheit. Wie ein unerfreulicher Traum während eines schlechten Schlafs. Gelegentlich allerdings hört ein Rock auf zu rascheln, wenn sie aufwachen, und der Handrücken, der im Schlaf eine Wange streifte, scheint dem Schläfer zu gehören. Manchmal verschiebt sich etwas im – zu lange betrachteten – Foto eines guten Freundes oder Verwandten, und etwas noch Vertrauteres als das liebe Gesicht schiebt sich an seine Stelle. Sie könnten den Finger darauf legen, wenn sie wollten, tun es aber nicht, weil sie wissen, daß nichts mehr so sein wird wie früher, wenn sie es tun.*
> *Dies ist keine Geschichte zum Weitererzählen.*

(3) *Fragmentierung und Konfusion:* Alle Traumafolgestörungen sind durch fragmentierte Erinnerungen und in Unordnung geratene frühere Gewissheiten gekennzeichnet. Für PTBS-Patienten führt dies ganz praktisch zu Erinnerungslücken mit patchworkartigen Vermischungen von selbst Erlebtem und dem, was sich aus anderen Quellen rekonstruieren lässt. Häufig hat jede Form des Erinnerns für sie einen alptraumartigen Charakter, weil die Traumaerlebnisse dann wieder präsent werden. Deswegen versuchen sie sich gegen die ‹fratzenhaften Gespenster der Vergangenheit› zu stellen.

Maler aus verschiedenen Epochen wie Hieronymus Bosch, Francisco de Goya, Johann Heinrich Füssli und Salvador Dalí haben solche konfuse Szenen und fratzenhafte Gespenster dargestellt, und viele davon muten wie die Flashbacks Traumatisierter an. Hieronymus Bosch (1450–1516) wurde besonders für seine Motive der ‹verkehrten Welt› berühmt, die voll von Dämonen steckt. Der Maler Francisco de Goya (1746–1828), hat neben seinen eher realistisch-traumatischen Grafiken «Schrecken des Krieges» häufig Alptraumhaftes gestaltet: Menschen, die in Säcken gefesselt sind, die in großen Gruppen auf dünnen Baumästen sitzen, und – am berühmtesten – «Der Schlaf der Vernunft gebiert Ungeheuer». In allen von ihnen stehen Erfahrungen des Überwältigt- und Verwirrtwerdens im Mittelpunkt.

Einhundertfünfzig Jahre später füllte Salvador Dalí (1904–1989) in seiner surrealistischen Phase seine Bilder mit Zeichen von Verfolgung, Folter und Tod, wie Blutströmen, zerrissenen Körpern und Totenschädeln. Andere Surrealisten haben ebenfalls Gewaltakte dargestellt, darunter auch Schriftsteller wie André Breton und Alfred Jarry. Sie selbst haben darauf hingewiesen, wie sehr die Schrecken des Ersten Weltkriegs die surrealistische Bewegung beeinflusst und zu dessen Entstehung beigetragen haben. Der berühmteste surrealistische Film «Ein andalusischer Hund», von Salvador Dalí zusammen mit Luis Buñuel gedreht, besteht aus kurzen Fragmenten, die sehr häufig reine Schreckensszenen sind, etwa einem zerschnittenen Auge, zwei tödlichen Unfällen, sexueller Gewalt – alles vor dem Hintergrund von Verwirrung und Konfusion.

Je weiter man zu Beispielen der Kunst der zweiten Hälfte des 20. Jahrhunderts fortschreitet, desto fragwürdiger wird das Unterfangen, Fragmentierung und Verwirrung als traumabezogene Gestaltungsprinzipien zu rekonstruieren, denn die beginnende Postmoderne nutzte sie auch aus anderen, allgemein kulturkritischen Motiven. Dennoch sollen hier zwei ‹ikonische› Werke über Traumata des 20. Jahrhunderts kurz Erwähnung finden, von denen angenommen werden kann, dass sie aus einer Vereinigung verschiedener Gestaltungsmotive entstanden sind.

Eines der wirkungsstärksten Gedichte über den Holocaust ist Paul Celans (1920–1970) «Todesfuge». Sein Text wurde als Zusammenspiel unterschiedlicher Stimmen interpretiert, der Stimmen von Opfern und von Tätern. Die Sätze und die durch sie erzeugten Bilder werden ineinander verschoben und erscheinen wie ein Puzzle von bedrohlichen Bedeutungen. Man vernimmt die Opfer mit Aussagen wie «Wir schaufeln ein Grab in den Lüften da fliegt man nicht eng», was die Vergasung in den Vernichtungslagern assoziieren lässt – und etwas vom scheinbar unbeeindruckten Alltag der Täter und Lagerbediensteten: «Ein Mann wohnt im Haus der spielt mit den Schlangen». Alle Aussagen bleiben fragmentarisch, was die Intensität des Gedichtes steigert und damit offenkundig die Unbegreiflichkeit des Horrors abbildet, die vom Holocaust ausgeht.

Der Roman «Schlachthaus 5» des ehemaligen US-Soldaten Kurt Vonnegut (1922–2007) wurde zu einem der wichtigsten Antikriegsromane nach dem Zweiten Weltkrieg. Ein desorientierter und kranker US-Kriegsgefangener wird im stillgelegten Dresdener Schlachthaus Nr. 5 festgehalten. Er bekommt die massive Bombardierung Dresdens mit, die zu noch mehr Toten neben den ohnehin schon herumliegenden Leichen führt. Der Autor beginnt sein patchworkartiges Werk mit der Ankündigung, dass es «kurz, wirr und schrill» wird, weil sich «über ein Blutbad nichts Gescheites sagen lässt». Für seinen Protagonisten ist die Zeit völlig aus den Fugen geraten. Er versucht Erinnerungsfetzen aus unterschiedlichen Lebensabschnitten, auch seinen eigenen Tod, zu betrachten. Alles wird durch eintreffende Außerirdische vollends durcheinandergebracht. Trost spenden ihm ritualisierte und dutzendmal angewandte Sprüche wie «so geht das (eben)» und die etwas wirre Maxime, dass man die Dinge der «Vergangenheit, Gegenwart und Zukunft nicht ändern» könne. Vonneguts Buch ist ein Klassiker traumabedingter Fragmentierung und Konfusion.

(4) *«Zeige deine Wunde»:* Körper mit sichtbaren Wunden waren in der Kunst über die Jahrhunderte der Christus-Figur und einzelnen Heiligen vorbehalten. Die «Pietà» oder «Mutter mit totem Sohn» der Bildhauerin Käthe Kollwitz (1867–1945) zeigt hingegen nicht Maria mit dem Leichnam ihres Sohnes Christus, sondern die Künstlerin selbst und ihren im Ersten Weltkrieg als Soldat gefallenen Sohn. Die Trauer um ihn hat Kollwitz immer wieder in ihrer Kunst verarbeitet und auch literarisch festgehalten: «Ich fühle, dass ich mich doch nicht entziehen dürfte der Aufgabe, Anwalt zu sein. Ich soll das Leiden der Menschen, das nie ein Ende nimmt, das jetzt bergegroß ist, aussprechen» (Tagebucheintrag 5. Januar 1920). Inzwischen wird dieses private und zugleich öffentliche künstlerische Zeugnis in einer Gedenkstätte mitten in Berlin täglich von Tausenden besucht, die sich dem Bann der gezeigten Trauer wohl kaum verschließen können.

Der Aktionskünstler Joseph Beuys wurde schon erwähnt. In den 1970er Jahren war seine Installation «Zeige deine Wunde» noch ein Sakrileg. Marina Abramovic (geb. 1946) ist eine aus Serbien stammende Künstlerin, die mit existenziellen Performances berühmt wurde, in denen sie sich dafür interessiert, wie viel der Körper und die Psyche aushalten können. In einer dieser Performances schlugen sie und ihr Partner sich anhaltend die Stirn an einer Wand blutig. In mehreren Kunstarrangements ließ sie sich einsperren und hungerte. 1997 bezog sie sich auf der Biennale Venedig auf den damals gerade stattfindenden Jugoslawienkrieg und sang endlos Totenlieder aus ihrer Heimat. Die Zurschaustellung von Grenzerfahrungen, zu der Gewalt und Trauer gehören, wurde für längere Zeit zu ihrem künstlerischen Erkennungszeichen. In Interviews nahm sie häufig Bezug auf die von ihr erlebten gewalttätigen Gesellschaften und auf die eigene Kindheit und Jugend mit physischem Missbrauch in der Familie.

Künstler aller Zeiten und Kunstgattungen haben Gewalt und Trauma allerdings auch aus ganz anderen Gründen faszinierend gefunden, wenn sie die Grenzen des Alltäglichen und Normalen erweitern und überwinden wollten. So kommt es im Extremfall nicht nur zur Faszination durch das Schrecklich-Schöne, sondern immer wieder auch zu Gewaltverherrlichungen. Ein einzelner Schriftsteller sei dazu abschließend genannt. Ernst Jünger (1895–1998) war Offizier und Schriftsteller. Bekannt wurde er mit dem Buch «In Stahlgewittern», dem er mehrere ähnlich ausgerichtete Kriegsbücher nachfolgen ließ. In diesen Werken lässt sich eine Faszination für Gewalt erkennen, in Verbindung mit der Idealisierung von Männlichkeit in Gestalt des «Kriegers». Im Zusammenspiel mit einer fast postmodern zu nennenden Sprachgestaltung haben seine Bücher eine große, aber polarisierende Wirkung entfaltet.

Ein abhärtender Überlebenskampf, eine kunstvolle Überhöhung des «Sterbens in Schönheit» – das sind keine Darstellungen, in denen sich die weitaus meisten Traumaopfer wiedererkennen können. Eine Wirkung entfalten bei ihnen eher Kunstwerke, denen es gelingt, den Beschädigungen und dem

Wunsch nach Heilung Ausdruck zu verleihen. Auch eigene künstlerische Aktivitäten können auf diese Weise zum Erfolg von Psychotherapie beitragen, deren Formen und Möglichkeiten im Folgenden dargestellt werden.

5. Formen und Möglichkeiten wirksamer Traumatherapien

Welche therapeutischen Hilfen stehen für die beschriebenen Leidensformen zur Verfügung? Welche von ihnen sind nachgewiesenermaßen wirksam? Die große Aufmerksamkeit für das Traumathema hat inzwischen zu sehr vielen Angeboten geführt. Auch die Presse greift in ihrer Berichterstattung Neuentwicklungen auf. Die nachfolgende Darstellung der individuellen Therapieformen stützt sich hauptsächlich auf Bewertungen großer Fachgesellschaften und von Informationssystemen in der Medizin. Darüber hinaus werden Gruppen- und Sozialtherapien betrachtet, die neben der individuellen Sprechzimmertherapie meist vernachlässigt werden.

5.1 Frühinterventionen

Der instabile und wechselnde psychische Zustand, der unmittelbar nach einem traumatischen Ereignis für mindestens einige Tage bis hin zu vier Wochen besteht, ist bereits im Abschnitt 2.1 beschrieben worden. Typischerweise wechseln sich bei den besonders stark Betroffenen verschiedene Phasen der Bewusstseinseinschränkung ab, so die Empfindung innerer Betäubung mit einem Überflutungszustand und starken Verdrängungswünschen.

Wie man als (psychologischer) Notfallhelfer am besten auf diese frühen Zeitabschnitte reagiert, war lange Zeit nicht geklärt. Zunächst hatte man in den 1990er Jahren ein aus einer

US-amerikanischen Feuerwehrorganisation stammendes Soforthilfe-Programm propagiert, bei dem möglichst alle vom Traumaerleben Betroffenen in Kleingruppen zusammenkommen und für ca. zwei Stunden das Geschehene nachbesprechen («psychologisches Debriefing»). Das Gespräch sollte mehrere Gruppenrunden umfassen: ein sachlicher Bericht des individuellen Zustands; sachliche Erläuterungen zum Geschehen als Ergänzung dessen, was man selbst nicht mitbekommen konnte; das Aussprechen der Gefühle, die sich aktuell manifestieren. Sensible Beobachter dieser Gruppengespräche vermuteten bald, dass solche Debriefing-Programme für einige Betroffene kaum eine Verbesserung ihres psychischen Zustands mit sich brachten. Bald zeigte sich auch in systematischen Studien, in denen die Beteiligten dieser Programme mit Personen verglichen wurden, die kein solches Nachsorgeprogramm mitmachten, dass nach dem Debriefing das Risiko, eine PTBS zu entwickeln, um 30% höher war als ohne Teilnahme. Das Gruppengespräch hatte demnach einige Betroffene erst sensibilisiert und in ihre natürlichen Heilungstendenzen störend eingegriffen.

Für die ersten Stunden und Tage nach einem traumatischen Erleben hat sich seit dieser Zeit eine Expertengruppe unter der Leitung von Stevan Hobfoll (2007) auf fünf einfache Prinzipien für die Hilfe durch professionelle psychologische Notfallhelfer geeinigt:

- Sicherheit vermitteln,
- beruhigen,
- das Erleben von Selbstwirksamkeit (d.h. Eigeninitiative) ermöglichen,
- ein Gefühl der Verbundenheit mit anderen Menschen herbeiführen,
- Hoffnung vermitteln.

Wenn bereits sehr früh Angebote für psychologische Gespräche oder gar Therapien erfolgen, werden diese kaum angenommen. Das war beispielsweise in New York nach den Terroranschlägen des 11. September 2001 der Fall. Häufig gleicht sich das Muster, wenn nach Naturkatastrophen, Großschadensfällen oder individuellen Traumata solche Therapiegespräche angeboten werden. In der medizinischen Fachsprache werden diese Angebote als «universelle Prävention» bezeichnet, denn es wird versucht, alle Betroffenen zu erreichen, um nachfolgende Erkrankungen zu verhindern.

Nach dem heutigen Stand des Wissens ist in den ersten Tagen, Wochen und Monaten nach dem Erleben eines Traumas eine «indizierte Prävention» geboten. Damit sind Hilfsangebote gemeint, die spezifisch für diejenigen Betroffenen vorgesehen sind, die entweder besonders stark leiden oder bei denen von außen erkennbar ist, dass sie unter Schock stehen und zurzeit nicht für sich allein oder für ihr persönliches Umfeld sorgen können. Ob das der Fall ist, wird am besten durch ein direktes Erfragen festgestellt. Für diesen Personenkreis, der bis zu ein Fünftel der Traumaüberlebenden ausmacht, gibt es Möglichkeiten der sogenannten Frühintervention, die sich als wirksam erwiesen haben, ohne zu Nebenwirkungen zu führen, das heißt, ohne die Betroffenen dadurch länger an das Trauma zu fixieren.

In fünf oder sechs Therapiestunden, die nach drei oder mehr Wochen nach einem Trauma beginnen können, werden PTBS-spezifische Therapietechniken eingesetzt, die im nachfolgenden Abschnitt zur PTBS-Therapie genauer beschrieben werden. Zuvor werden in der Regel Wissen über den gegenwärtigen psychischen Belastungszustand in dialogischer Form («Psychoedukation») sowie Atemtechniken zur Selbstberuhigung vermittelt. Inhalt der Therapiestunden ist auch, wie sich die Beziehungen zum persönlichen Umfeld langsam wieder normalisieren können.

Trotz der nachgewiesenen Erfolge dieser frühen Psychotherapien ist der Zeitraum der vorzeitigen Nachsorge eine «Baustelle» vieler Forschungsaktivitäten der Pharma- sowie der psychologischen Grundlagenforschung. Grundsätzlich ist aber zu betonen, dass die fundierten Behandlungsempfehlungen der großen Fachgesellschaften und Medizininformationszentren weder Pharmaka noch experimentelle Eingriffe empfehlen. Zudem zeigt sich in der Praxis immer wieder, dass Menschen, die gerade etwas Traumatisches erlebt haben, es ablehnen, Medikamente einzunehmen, von denen sie befürchten, dass diese sie in einen fortgesetzt nebelhaften psychischen Zustand versetzen, aus dem sie doch eigentlich lieber endlich wieder heraus wollen.

Dennoch werden manchmal Benzodiazepine (Tranquilizer, Beruhigungsmittel) verordnet und eingenommen, meist um den Schlaf zu verbessern. Davon ist aus zwei Gründen abzuraten: Zum einen zeigten einige kleinere Studien, dass davon ausgehende positive Effekte nicht besser sind als diejenigen, die sich bei der Einnahme von Placebo-Tabletten einstellen, zum anderen ist das Abhängigkeitspotenzial von Benzodiazepinen zu groß. Letzteres läuft auf medikamentenbedingte Funktionsstörungen des Gedächtnisses, der Stimmung und des Bewegungsapparats hinaus, die sich nur nach einer strapaziösen Entzugsbehandlung wieder zurückbilden.

Das Medikament Propranolol, ursprünglich eingesetzt gegen hohen Blutdruck und ein sogenannter Betablocker gegen die Stresshormone Adrenalin und Noradrenalin, hat sich zu einem vergleichsweise vielbeforschten Frühinterventionspharmakon entwickelt. Die Forschung dazu ging ganz zielgerichtet vor. Aus Tieruntersuchungen war bekannt, dass nach einem Schock ein höheres Ausmaß von Noradrenalin im Gehirn ausgeschüttet wird. Propranolol wiederum ist ein Gegenspieler (Antagonist) für Noradrenalin. Dieses Medikament wurde daraufhin in vielen kleineren Studien einige Stunden nach dem traumatischen Geschehen den Betroffenen verabreicht mit der Annahme, dass das Gedächtnis die Bilder und Eindrücke vom Trauma nicht bzw. weniger verfestigt («konsolidiert») als bei denjenigen ohne Medikamenteneinnahme. Die Ergebnisse sind geteilt: Ungefähr die Hälfte der Studien fand schwächere «Gedächtnisbilder» des Traumas und weniger PTBS-Symptome als ohne Propranolol-Einnahme, die andere Hälfte der Studien konnte diesen Effekt nicht aufzeigen. Wahrscheinlich hängt die Wirkungsweise von der Art des traumatischen Geschehens ab, beispielsweise ob sich die Betroffenen eine teilweise Mitschuld am Verlauf des Geschehens geben, was durchaus häufig der Fall ist. Zudem eröffnet der «Gedächtnisabschwächungseffekt» von Propranolol – und inzwischen einigen neuen pharmakologischen Substanzen – ein ethisches Problem: Ist eine schwache Erinnerung bis hin zu einer Erinnerungslücke nach einem Trauma überhaupt ein wünschenswerter Zielzustand? Einige Vertreter von Betroffenengruppen wie Soldaten in Kampfmissionen, bei denen die Verabreichung solcher Substanzen vorgesehen war, lehnen diese nachträgliche «Gedächtnisabschwächung» ab, weil sie dadurch zu Automaten ohne menschliche Regungen gemacht würden. Das ist zweifelsohne ein sehr schwerwiegender Einwand. Der Journalist und kriegstraumatisierte Soldat David J. Morris hat dies in seinem Buch «The Evil Hours» (2015) eindrucksvoll beschrieben. Die grundsätzliche Problematik, ob eine medikamentenverursachte Gedächtnisabschwächung wünschenswert ist – wenn sie denn tatsächlich funktioniert–, lässt sich auch auf andere Traumaarten anwenden, bei denen die Betroffenen zwar stark leiden, aber keine künstlich hergestellten Erinnerungslücken wünschen.

Kurz erwähnt seien die vielversprechenden Untersuchungen, die die experimentelle Psychologie mit Computerspielen wie Tetris gemacht hat, die die Aufmerksamkeit stark beanspruchen. Sie müssten ebenfalls einige Stunden nach einem traumatischen Geschehen ausreichend lange gespielt werden, um die traumatischen Sinneseindrücke abzuschwächen. Dem überwältigenden Ernst traumatischer Situationen geschuldet, sind solche Computerspiele allerdings in der Praxis der psychischen Notfallhilfe noch nicht eingesetzt worden. Damit bleiben als erprobte Methoden die eingangs beschriebenen Prinzipien und die psychologischen Frühinterventionen.

5.2 Psychotherapie der PTBS und Komplexen PTBS

Für die Gedächtnis- und Bewusstseinsprobleme, wie sie bei der PTBS im Mittelpunkt stehen, sowie für die zwischenmenschlichen und weiteren Probleme, wie sie bei einer Komplexen PTBS auftreten, wurden in den letzten 30 Jahren viele Therapien entwickelt. Die bis dahin existierenden Psychotherapien konnten den Betroffenen beider Erkrankungen keine Hilfestellung leisten. Gesprächstherapien oder die Psychoanalyse waren beispielsweise nicht in der Lage, die «Überflutung» mit posttraumatischen Erinnerungen zu beenden oder – im Fall der Komplexen PTBS – abgrundtiefes Misstrauen gegenüber den Mitmenschen zu reduzieren.

Traumafokussierte Therapien: Therapeuten ganz verschiedener «Therapieschulen» oder therapeutischer Ausrichtungen, wie der Tiefenpsychologie (international «Psychodynamik» genannt), der Verhaltens- oder der Hypnosetherapie entwickelten in einer «Pionierphase» in den 1980er bis 2000er Jahren modifizierte Therapietechniken, die dem Traumapatienten, wie er oft genannt wird, auf spezifische Weise helfen sollten. Für diese modifizierten Therapietechniken wurde der Begriff der «traumafokussierten Therapien» entwickelt, um sie von den sonst üblichen Methoden der jeweiligen Therapieschulen abzugrenzen. Heute stimmen alle Wirkungsüberprüfungen und Behandlungsempfehlungen überein, dass Menschen mit einer Traumafolgestörung eine solche «traumafokussierte Therapie» angeboten bekommen sollten und nicht eine Psychotherapie, wie sie für die anderen psychischen Erkrankungen angeboten wird. Die Traumatherapie ist damit eine anerkannte Spezialtherapie, mit dem gleichen Sonderstatus wie die spezielle Schmerz-, Sucht- und Psychosen-Psychotherapie.

Eine Chronologie der Entwicklungen: In der Psychotherapieabteilung des Erstbeschreibers der PTBS, des US-amerikanischen Arztes Mardi J. Horowitz, wurden sowohl die Hypnosetherapie als auch die psychodynamische Therapie für PTBS-Patienten entwickelt.

In der *Hypnosetherapie* wurden die Patienten nach der üblichen Einleitung eines leichten Hypnosezustands gebeten, sich in die Zeit um das traumatische Erlebnis herum zurückzuversetzen. Daraufhin wurden hypnotische Beruhigungstechniken durchgeführt, welche bewirkten, dass auch außerhalb der Hypnose die Erinnerungen an das Trauma nicht mehr so überwältigend und erschreckend erlebt wurden.

Die *psychodynamische Therapie* begann mit der Untersuchung der Phase, in der sich der Patient momentan befand: Fühlte er sich überflutet, verdrängte er angstvoll die Erinnerungen an das Trauma? Phasenspezifisch wurde dann vorsichtig an einem der beiden Ziele gearbeitet, der Überflutung etwas entgegenhalten zu können oder doch zuzulassen, dass den Patienten die Erinnerungen einholen. Richtschnur für das Ziel war jeweils, die Erinnerungen im Gespräch mit dem Therapeuten besser aushalten zu können. Danach wurde so ausführlich wie möglich über das Erlebte gesprochen. Der Therapeut Horowitz nannte dies die Phase des «Durcharbeitens». Hypnose- und psychodynamische Therapie zeigten eine gleich gute Wirksamkeit – ein erster Meilenstein in der Therapieforschung.

Ungefähr zur gleichen Zeit hatten an verschiedenen Orten Vertreter der *Verhaltenstherapie* begonnen, ihre damals gebräuchlichsten Therapietechniken, die «Desensibilisierung» und das *«Flooding»* (Reizüberflutung), in jeweils angepasster Weise mit Traumapatienten durchzuführen. Die Modifikation gegenüber den Ursprungstechniken bestand darin, dass man sich die angstmachende Situation vorstellen und nicht, wie in den beiden Grundtechniken beschrieben, direkt am Ort des Traumas mit der angstmachenden Situation konfrontiert werden soll. Desensibilisierung und Flooding haben beide zum Inhalt, sich mit dem Befürchteten zu befassen und zu lernen, dieses auszuhalten. Bei der Desensibilisierung wird dies stufenweise angestrebt, immer wieder unterbrochen durch Entspannungsübungen, beim Flooding hingegen kommt es nach einer ausführlichen gesprächsweisen Vorbereitung zu einer direkten Konfrontation mit den Angstreizen. Obwohl damals noch keine direkten Wirksamkeitsvergleiche vorgenommen wurden, hatten die Therapeuten den Eindruck, dass die Flooding-Technik etwas besser half.

Innerhalb der Verhaltenstherapie hatte sich um die 1980er Jahre die *kognitive Therapie* als neue Methode insbesondere der Depressionstherapie entwickelt. Auch hier entstanden in den USA und in Großbritannien bald Therapiezentren, die diese Therapieform und ihre zentrale Technik, die kognitive Umstrukturierung, den Bedürfnissen der Traumapatienten anpassten (eine genauere Darstellung des Vorgehens erfolgt an späterer Stelle). Aus einigen Elementen aller bisher erwähnten Therapiemethoden wurde eine kombinierte Psychotherapiemethode zusammengestellt, die *Eye Movement Desensitization and Reprocessing Therapy*, kurz EMDR (dt. Augenbewegungs-Desensibilisierungs-Verarbeitungs-Therapie). Hervorstechendes Merkmal der EMDR-Technik ist, dass der Therapeut den Patienten veranlasst, seine Aufmerksamkeit zwischen den Gedanken an das Trauma und das Beobachten einer davon ganz unabhängigen Handbewegung oder eines Geräusches zu teilen. Auch diese kombinierte Therapietechnik zeigte gute Therapieerfolge. Seit den 2000er Jahren arbeiten Psychotherapeuten verstärkt daran, *Therapien für die Komplexe PTBS* zu entwickeln. Das beinhaltet in der Regel eine sequenzielle Therapiedurchführung, bei der zunächst identitätsstärkende Basisfähigkeiten und erst danach traumafokussierte Techniken durchgeführt werden.

Neben diesen inzwischen als wirksam nachgewiesenen Therapien gibt es eine sehr große Anzahl weiterer Therapieangebote für Traumapatienten. Bestimmte davon basieren auf der Körpertherapie, eigentlich Körperpsychotherapie, in der nicht primär das Trauma in den Mittelpunkt gestellt wird, sondern die körperlichen Veränderungen, von denen angenommen wird, dass sie nach dem Trauma entstanden. Die Akupunktur und ihr Ableger, die Akupressur, sowie Yoga und viele andere Therapien werden angeboten. Für diese fehlen aber wissenschaftliche Studien, wie sie heutzutage für den Nachweis als Heilverfahren ganz allgemein gefordert werden.

Welche therapeutischen Techniken gibt es in der Traumatherapie? Tabelle 5 nennt die heute gängigen Bezeichnungen der wirksamen traumafokussierten Therapieformen und listet die Bestandteile der verschiedenen Therapien auf. Diese Bestandteile werden im Folgenden erläutert.

Die tabellarische Zusammenstellung zeigt, dass eine Reihe von Therapieelementen in mehreren Therapieformen eingesetzt werden. Entscheidend ist eher die unterschiedliche Kombination der Therapieelemente und weniger das grundsätzliche Vorgehen in einer der Therapieformen.

Psychoedukation bedeutet, zu Beginn der Therapie dem Patienten ausführlich Informationen über die Erkrankung, ihre Symptome und deren Zusammenhänge zu vermitteln. Die nachfolgenden Therapieschritte nehmen dann stets explizit auf diese Informationen Bezug, beispielsweise durch Sätze des Therapeuten wie: «Um Ihre Flashbacks zu reduzieren, werden wir jetzt die folgende Übung besprechen ...» Das *Nacherleben des Traumas* (auch Exposition oder Konfrontation genannt) ist eine Imaginationsübung von wichtigen Zeitabschnitten des Traumas. Die Patienten sollen sich eine zuvor mit dem Therapeuten ausgewählte und vorbesprochene Szene vorstellen. Dabei wird besonderer Wert darauf gelegt, dass gleichzeitig die eigenen Gedanken und Gefühle wahrgenommen werden. Das Vorgehen ist aus der Flooding-Technik entstanden und zielt darauf, die traumabedingte Furchtstruktur im Gedächtnis zu deaktivieren und damit die Flashbackhäufigkeit zu reduzieren (siehe Abschnitt 3.1). Man kann diese Therapietechnik mit dem alten Katharsis-Begriff in Zusammenhang bringen, bei dem es um die Reinigung von konfliktbehafteten Gefühlszuständen geht. Die heutige Anwendung zielt ausdrücklich auf die wiederzuerlangende Normalisierung der Gedächtnisfunktionen. Das *Nacherzählen des Traumas* muss davon klar unterschieden werden: Meist mündlich, aber auch in Form von schriftlichen Traumaberichten, werden die Patienten dabei unterstützt, den Verlauf des für sie ja sehr schmerzhaften Geschehens ausdrücken zu können. Die bereits beschriebene Sprachlosigkeit für Teile des Erlebten steht anfangs dieser Fähigkeit entgegen. Oft wird das Nacherzählen von einem anfänglich vage gehaltenen Kurzbericht bis hin zu einer ausführlicheren Erzählung in mehreren Durchgängen wiederholt. Auch diese Technik zielt auf eine Normalisierung der Gedächtnisfunktion und einen Abbau der Ängste vor den eigenen traumatischen Erinnerungen.

Distanzierungstechniken sind sogenannte ressourcenstärkende Methoden. Es geht darum, die Fähigkeit aufzubauen oder zu stärken, die Gedächtnis- und Bewusstseinsfunktionen

Tabelle 5: Überblick über Therapieformen und -techniken für Traumafolgestörungen

Therapieform	Therapeutische Elemente	Autoren von Fachbüchern
Prolongierte Exposition	Psychoedukation Nacherleben und -erzählen des Traumas Atemtechniken Kognitive Umstrukturierung	Edna Foa u. a. (2014)
Narrative Exposition	Nacherzählen des Traumas Biographisches Erzählen Distanzierungstechniken Zeitzeugenschaftsfunktion	Maggie Schauer u. a. (2011)
Kognitive Verarbeitungstherapie	Schriftlicher Traumabericht Themenbearbeitung: Sicherheit, Selbstachtung u. a. Kognitive Umstrukturierung	Julia König, Patricia Resick u. a. (2012)
Kognitive PTBS-Therapie	Psychoedukation Kognitive Umstrukturierung Evtl. Nacherleben des Traumas	Anke Ehlers (1999)
EMDR	Aufmerksamkeitsteilung Nacherleben des Traumas Kognitive Umstrukturierung	Francine Shapiro (1999)
Psychodynamisch imaginative Traumatherapie	Distanzierungstechniken Affektregulation: Achtsamkeitstraining u. a. Evtl. Nacherleben des Traumas	Louise Reddemann (2004)
Imagery Rescripting (für Erwachsene mit Kindheitstraumata)	Kind-Erwachsener-Imagination Nacherleben des Traumas Kognitive Umstrukturierung	Mervin Smucker & Rolf Köster (2015)
Lebensrückblickstherapie (im höheren Lebensalter)	Biographisches Erzählen Nacherzählen des Traumas Kognitive Umstrukturierung	Andreas Maercker & Simon Forstmeier (2012)

Die traumafokussierte Hypnotherapie ist gegenwärtig nicht mehr in der Forschung vertreten und wurde deshalb hier weggelassen.

wieder selbst regulieren zu können. Eine von vielen Varianten ist die «Bildschirmtechnik». Die Patienten lernen dabei, die Erinnerungen an das Trauma auf einen imaginierten TV-Screen oder eine Leinwand zu projizieren und das Ganze als Zuschauer distanziert und portionsweise anzuschauen. Sie lernen weiterhin, den «Erinnerungsfilm» willentlich anzuhalten oder ganz klein werden zu lassen. Andere Techniken sind der «sichere Ort» – das reale oder imaginierte Aufsuchen eines vor Gefahren sicheren Ortes –, Spannungsreduktionen durch starke sensorische Reize wie Eiswürfel oder andere Anti-Krisen-Methoden. Die in der Traumatherapie am häufigsten eingesetzte *Atemtechnik* ist ein gradlinig durchgeführtes Einüben natürlichen Atmens, bei dem die positive Rolle der Bauchatmung und des Ausatmens hervorgehoben werden. Damit wird körperlichen Angstattacken entgegengewirkt, wie Traumapatienten sie typischerweise kennen. Techniken der *Affektregulation* werden in der therapeutischen Praxis häufig auch Stabilisierungstechniken genannt. Es handelt sich dabei um eine Reduktion überschießender Emotionalität, die häufig mit der Tendenz zum Dissoziieren – dem Abdriften des Bewusstseins – verbunden ist. Andere Ziele sind, die hohe Sensibilität für emotionale Reize oder Trauma-Trigger und die gesteigerte Impulsivität zu reduzieren. Eine gebräuchliche Technik ist das *Achtsamkeitstraining*, das sich von buddhistischen Meditationen ableitet. Achtsamkeit ist nach dem Psychotherapeuten Jon Kabat-Zinn ein Zielzustand, der absichtsvoll ist, sich auf den gegenwärtigen Moment bezieht statt auf die Vergangenheit oder Zukunft und der zugleich nicht wertend ist. Die Patienten werden anhand diverser Übungen herangeführt, diese Ziele in verschiedenen Lebenslagen zu erreichen und sich dabei so wenig wie möglich durch innere oder äußere Störeinflüsse aus der Bahn werfen zu lassen. Andere Techniken der Affektregulation sind das Akzeptieren von Gefühlen und Gedanken, Selbstmonologe zur Beruhigung oder Rollenspiele für kritische Situationen, die mit dem Therapeuten oder in einer Gruppentherapie durchgeführt werden.

Die *kognitive Umstrukturierung* wird in vielen Therapieformen eingesetzt. Gemeint ist damit, dass die Gedanken, Meinungen, Wünsche und Einstellungen – gesamthaft als Kognitionen bezeichnet – verändert werden. Damit gehört sie zur Gruppe der sich primär an die Vernunft richtenden Techniken. Der Autor und PTBS-Patient David J. Morris, der selbst eine kognitive Verarbeitungstherapie (in Tabelle 5 oben die an dritter Stelle genannte Therapieform) mitmachte, charakterisierte diese Methode sinngemäß als «philosophische (Therapie) ..., die auf Alltagsgeschäfte des Lebens gerichtet ist, darauf, dass das Denksystem funktioniert und durchhält. ... sie interessiert sich nicht für die Vergangenheit ... sondern setzt an den Zielen und Einschränkungen an» (Morris 2010, S. 200). Die Therapeuten wenden die Form des «sokratischen Dialoges» an, der darin besteht, dass die Patienten durch Nachfragen wie «Kann man das nicht auch von einer anderen Seite betrachten?» oder «Ist das immer so, oder gibt es manchmal auch Ausnahmen bei Ihnen?» von festgefahrenen Einstellungen schrittweise abgebracht werden. Diese Technik kann sehr geordnet und strukturiert durchgeführt werden; in diesem Fall werden tabellarische Arbeitsblätter mit Aufgaben zur Selbstbeschreibung durchgeführt. Bei der EMDR-Therapie besteht die Technik der kognitiven Umstrukturierung in der regelmäßig wiederholten Frage: «Wie zutreffend ist der Satz [hier folgt ein anfangs individuell ausgewählter Satz wie ‹Ich bin ein zu schwacher Mensch›] jetzt noch für Sie?»

Das *Biographische Erzählen* ist eine ressourcenstärkende Therapietechnik. Insbesondere für ältere Menschen ist erwiesen, dass das Wohlbefinden steigt, wenn man von der Vergangenheit erzählt. Dieser Effekt kann bei Traumatisierten zunächst abhandengekommen sein, lässt sich aber anhand positiver Erinnerungen mit dem Therapeuten zusammen wieder erarbeiten. Sobald dies in stabiler Weise immer besser gelingt, kann dann auch das Trauma nacherzählt und mit innerer Souveränität zwischen traumatischen Erinnerungen auf der einen und schönen Erinnerungen auf der anderen Seite unterschieden werden. Die Technik der *Kind-Erwachsener-Imagination* wurde speziell für traumatische Erinnerungen entwickelt, in denen es um eine sogenannte Macht-Imbalance geht. Wenn man als

Kind von einem Erwachsenen durch physische oder sexuelle Gewalt traumatisiert wurde, so werden die Erinnerungen naturgemäß immer darin bestehen, dass ein überlegener Erwachsener einem unterlegenen Kind gegenüberstand. In der Vorstellung wird in diese Erinnerungen nun eine dritte Person eingeführt: das damals traumatisierte Kind in seiner heutigen erwachsenen Gestalt. Dieses «erwachsene Ich» kann dann dem Täter strukturell gleichberechtigt gegenüberstehen, ihn zur Rede stellen, ihn anklagen oder aus der erinnerten Szene vertreiben. Nahe verwandt sind vergleichbare Techniken wie die des «Inneren Helfers» oder der Bearbeitung verschiedener Zustände des Selbst *(ego states)*. Auf ähnlicher Grundlage basieren auch Techniken der *Alptraummodifikation:* Hier wird sich ein anderer Verlauf eines typischen Alptraums ausgedacht und jeden Tag vor dem Einschlafen in der Imagination langsam durchgespielt, bis dieser neue Verlauf dann in den Alptraum «eingebaut» werden kann; was erstaunlicherweise regelmäßig gelingt, selbst nachdem die betroffenen Personen jahrzehntelang von den immer gleichen Alpträumen gequält worden waren.

Welche der genannten und möglichen weiteren Therapietechniken bei einem bestimmten Patienten eingesetzt werden, sollte primär davon abhängen, welches individuelle Leid und welche Beschwerden in diesem Fall vorherrschen. Der Therapeut wird sich daran orientieren, ob Flashbacks das Alltagsleben stören, ob ein starker ängstlicher Rückzug «vor den Gefahren der Welt» vorliegt, ob abgrundtiefe Enttäuschung und Misstrauen dominieren oder anderes mehr. In der Realität der ambulanten und stationären Psychotherapie ist es jedoch so, dass viele Therapeuten nicht alle wirksamen Therapietechniken kennen und beherrschen oder meinen, mit einer bestimmten Therapiemethode alle posttraumatischen Leidenszustände gleichermaßen behandeln zu können, was nicht möglich ist. Betont werden soll zudem, dass nicht die Kombination der Therapietechniken allein die Wirkung herstellt, sondern dass es auch auf eine angemessene Grundhaltung des Therapeuten gegenüber dem Patienten ankommt. Zu den allgemeinen Therapieprinzipien wie

Wertschätzung, Empathie und Glaubhaftigkeit kommt im Fall einer PTBS auch noch die besondere Anerkennung der existenziellen Erschütterung, die man als Traumatisierter erleiden musste.

Besonderheiten der Therapie der komplexen PTBS: Die bisher geschilderten Therapieformen und -techniken reichen in der Regel nicht aus, um die Leiden, Beschwerden und Probleme der Patienten mit einer Komplexen PTBS zu behandeln. Bei diesen Patienten mit einem meist in der Kindheit oder der Jugend erlebten lang dauernden Trauma oder kumulativen Traumata stehen die zwischenmenschlichen, Selbstwert- und Affektregulationsprobleme zunächst viel stärker im Vordergrund als das traumabedingt überaktivierte Gedächtnis. Viele von ihnen dissoziieren, das heißt, sie haben Probleme mit der Bewusstseinsregulation und zeigen vielfältige chronifizierte Körperreaktionen (siehe Abschnitt 2.5). Wenn ein Therapeut mit diesen Patienten schon in einer Anfangsstunde der Therapie die Technik des Nacherlebens des Traumas durchführt – wie in der Vergangenheit oft vorgekommen –, dann sind sie dazu nicht in der Lage, oder sie sehen nicht ein, warum die Bearbeitung eines «fernliegenden» Lebensereignisses ihnen in ihrer jetzigen Lage helfen kann.

Grundsätzlich sind die therapeutischen Techniken, die in Tabelle 5 aufgelistet sind, auch für die Therapie der Komplexen PTBS geeignet, allerdings in einer vom Therapeuten bewusst gesteuerten Reihenfolge: Zunächst geht es darum, dass die Patienten die Basisfähigkeiten der Meisterung ihres Alltags wiedererlernen. Alle möglichen Trigger-Reize – die aus der Traumatisierung herrühren, was den Betroffenen aber nicht klar ist – können die individuelle Lebensführung ständig aus der Bahn werfen. Kurz- und mittelfristige Planungen macht das unmöglich, beispielsweise einen strukturierten Tagesablauf einzuhalten, Prüfungen abzulegen, beruflich und im privaten Umfeld die jeweiligen Anforderungen zu bewältigen. Folgende der in Tabelle 5 aufgeführten Therapietechniken sind für die erste Phase geeignet:

- Psychoedukation,
- Distanzierungstechniken,
- Affektregulation: Achtsamkeitstraining u. a.

Die bereits erwähnte ‹Psychodynamisch intendierte Traumatherapie› wird für diese Patienten in vielen Kliniken angeboten, auch wenn für sie nach international gültigen Maßstäben der Medizin noch keine eindeutigen Wirksamkeitsnachweise erbracht werden konnten. Die nachgewiesene Wirksamkeit einer Therapie von Patientinnen nach sexueller Traumatisierung gibt es bei mehrphasigen Therapieprogrammen, die ursprünglich in den USA (Marylene Cloitre und Kollegen, 2006) sowie in Mannheim am Zentralinstitut für Seelische Gesundheit (Martin Bohus und Kollegen, 2011) entwickelt wurden. Das in Mannheim entwickelte Programm besteht aus folgenden Phasen:

1. *Vorstationär:* Ausführliche Diagnostik, in der u. a. Vorliegen und Ausmaß von Risikoverhalten wie Suizidversuche, Selbstverletzungen, aggressive Ausbrüche und Alkohol- oder Drogenräusche in einem Interview mit dem Therapeuten festgestellt werden und daraufhin ein geeigneter Termin für die Klinikaufnahme festgelegt wird. Etwa drei Wochen vor der stationären Aufnahme wird den Patienten eine psychoedukative Audiodiskette zugesandt mit der Bitte, sich bereits die entsprechenden Fertigkeiten zur Stress- und Affektregulation im Selbsthilfeverfahren anzueignen.
2. *Drei Wochen stationär:* Ein sogenanntes Indextrauma wird besprochen und in den Mittelpunkt der nachfolgenden Therapie gestellt. Als Indextrauma wird das Erlebnis verstanden, das im Gedächtnis, den Flashbacks sowie möglicherweise in den Alpträumen gegenwärtig am intensivsten ist. Im therapeutischen Gespräch wird gemeinsam betrachtet, was einer Exposition (Nacherleben) dieses Traumas entgegensteht, z. B. automatische Fluchttendenzen, psychische oder soziale Hindernisse, Dissoziation bzw. schwere Depressionen. Die Psychoedukation wird fortgesetzt, in deren Rahmen den Patienten Hintergrundwissen und Selbstberuhigungsfähigkeiten vermittelt werden. Die Patienten nehmen an spezifischen

Gruppen zur Förderung der inneren Achtsamkeit und an Sportgruppen zur Verbesserung von Kraft und Ausdauer teil.

3. *Sieben Wochen stationär:* In den ersten Wochen wird insbesondere mit der Technik der kognitiven Umstrukturierung gearbeitet an Inhalten wie: innerlich verfestigte Schamgefühle, Schuldüberzeugungen, Ekelgefühle, Beherrschung der eigenen Dissoziationsneigung, Alternativen für Spannungsabfuhr durch Selbstverletzungen und anderes. Danach wird das Nacherleben des Indextraumas schrittweise ermöglicht, wobei das jeweilige Meidungsverhalten berücksichtigt und in gemeinsamen Aktionen abgebaut wird. Zusätzlich zur Einzeltherapie nehmen die Patienten an Gruppentherapien teil, die teilweise körpertherapeutisch vorgehen. Viele Patienten ekeln sich vor ihrem Körper und haben Schwierigkeiten, diesen zu pflegen. Dieser Therapieteil zielt auf eine Verbesserung des Körpererlebens und der Körperakzeptanz sowie langfristig des sexuellen Erlebens ab.
4. *Zwei Wochen stationär:* Hier steht die Entlassungsvorbereitung im Mittelpunkt. Eventuell müssen Partnerschaften überdacht werden, eine vorhergehende jahrelange Krankschreibung oder Invalidisierung kann eine Planung des Wiedereinstiegs erfordern, ein neuer privater Wirkungskreis wird besprochen, Initiativen dafür eingeübt.
5. *Sechs Wochen nach Entlassung:* Einmal wöchentlich gibt es einen Termin mit dem Therapeuten, bei dem Bilanz gezogen und dezidierte «Aufträge» an die Patienten zur weiteren Verbesserung ihrer Lage vergeben werden (Beschreibungen teilw. direkt übernommen aus M. Bohus und Kollegen, 2011).

Eine solche an sich schon sehr aufwändige Therapie, die nur aufgrund einer flexiblen und extrem einfühlsamen Vorgehensweise der beteiligten Therapeuten gelingen kann, wird noch einmal dadurch verkompliziert, wenn sie mit Dolmetschern durchgeführt werden muss, weil die Patienten die deutsche Sprache nicht beherrschen. Die Komplexe PTBS mit allen in den früheren Abschnitten geschilderten Symptomen tritt nämlich auch bei Folterüberlebenden und Flüchtlingen auf, wie sie in Therapiezentren für Folteropfer behandelt werden. In Deutschland gibt es solche spezialisierten Zentren, die sich um diesen Aufgabenbereich große Verdienste erwerben, u.a. in Berlin, Köln, München und Ulm; in Österreich in Wien; in der Schweiz in Bern und Zürich.

Internetbasierte Therapien: Nicht für die Komplexe PTBS, aber für die PTBS sind Therapieformen gut geeignet, die ausschließlich über das Internet stattfinden und bei denen es zu keinem direkten Kontakt zwischen Patienten und Therapeuten kommt. (Aus rechtlichen Gründen müssen diese Therapien in Deutschland «Beratungen» genannt werden, da eine Therapie als ein direkter Kontakt von Angesicht zu Angesicht definiert ist.) Im Zentrum dieser international angewandten, ebenfalls traumafokussierten Therapien stehen Online-Therapien, daneben gibt es webbasierte Selbsthilfeprogramme, Virtual-Reality-Therapien, Apps für Smartphones und Tablets sowie digitale Lernspiele *(serious games)*(Maercker und Kollegen, 2015).

Die bewährteste Online-Therapie wurde als «Interapy» *(Internet therapy)* in den Niederlanden von einem Team um den Psychotherapieprofessor Alfred Lange entwickelt. Sie machte sich ursprünglich die spontane Tendenz vieler Traumatisierter zunutze, ihre Erlebnisse schriftlich niederlegen zu wollen, beispielsweise um Zeugnis abzulegen. Ein wichtiger Bestandteil dieser Online-Therapie ist dementsprechend das Verarbeiten des Traumas durch schriftliche Berichte. Über eine durch hohe technische Standards abgesicherte E-Mail-Plattform kommt ein Therapiesuchender zunächst in Kontakt mit einem ihm persönlich zugeordneten Therapeuten. Letzterer erfragt die psychische Lage und Vorgeschichte des Patienten, informiert ausführlich über das therapeutische Vorgehen und schließt mit dem Patienten bei aufrechterhaltenem Interesse therapeutische Vereinbarungen ab (vor allem über direkte persönliche Ansprechpartner für Notfälle).

Die Therapie besteht aus mehreren festgelegten Behandlungsphasen. Am Anfang jeder Phase planen Patient und Therapeut, an welchen Tagen und zu welcher Uhrzeit die Patienten ihre

Schreibaufgaben (Essays) erledigen. Die erste Phase («Selbstkonfrontation») besteht darin, die schmerzhaftesten Erinnerungen, Gedanken und Gefühle des traumatischen Erlebens aufzuschreiben, und zwar möglichst frei, ohne Rücksicht auf Formulierungen und Grammatik. Der Therapeut motiviert in den vier zur Phase gehörenden Essays zum unverstellten Ausdruck der schmerzhaften Erinnerungen und gibt Hinweise darauf, wie man dies noch anschaulicher machen kann. In der zweiten Phase («kognitive Umstrukturierung») bearbeiten die Patienten ihre Erfahrungen nochmals in Form eines unterstützenden Briefes an einen fiktiven Freund, dem das Gleiche widerfahren ist wie dem Patienten. Diese Phase beinhaltet ebenfalls vier Essays. Die dritte Phase («Teilen mit anderen») beinhaltet einen fiktiven Abschlussbrief an eine nahestehende Person, in der die Patienten beschreiben, wie sie sich vorstellen, vom Traumathema immer mehr Abstand zu nehmen. In diesem Brief drücken sie aus, was sie Nahestehenden über ihre veränderten Erfahrungen während der Therapie mitteilen können. Der Abschluss besteht in einer erneuten Befragung zum gegenwärtigen psychischen Zustand und aus einer persönlichen Verabschiedung. Wissenschaftliche Studien in mehreren Ländern haben gezeigt, dass diese Online-Therapie genauso wirksam gegen die PTBS hilft wie direkte Therapien im Sprechzimmer. Dazu trägt bei, dass die «Online-Patienten» durchaus eine lebendige therapeutische Beziehung zu ihren Therapeuten aufbauen. In den Fachgesellschaften der Psychotherapeuten wird diese erstaunliche Wirksamkeit in den letzten Jahren intensiv diskutiert, da sie gewissermaßen zur Infragestellung des früheren Glaubens an eine unbedingt nötige direkte persönliche therapeutische Begegnung führt.

5.3 Psychotherapie der Anhaltenden Trauer

Die Anhaltende Trauerstörung ist – wie beschrieben – durch schmerzliche Sehnsucht und das Verlangen nach der Existenz des Verstorbenen gekennzeichnet. Dazu kommen weitere psychische Probleme wie die Unfähigkeit, den Tod zu akzeptieren, das Gefühl, als ob man einen Teil von sich selbst verloren hätte, Ärger über den Verlust sowie Schuldgefühle dem Verstorbenen oder den Umständen des Todes gegenüber. Zunächst wurde versucht, diese Zustände mit Therapien (Psycho- oder Pharmakotherapien) wie beim Vorliegen von Depressionen zu behandeln. Das wirkte aber bei denjenigen Patienten nicht, die genau diese Trauersymptome zeigten. Daher sind für diesen Bereich inzwischen spezifische Therapien entwickelt worden, die man «trauerfokussierte Therapien» nennen kann, die aber nur für diejenigen Patienten geeignet sind, die an einer voll ausgebildeten «Störung der Anhaltenden Trauer» leiden.

Die wichtigsten Elemente wirksamer Psychotherapien in diesem Bereich sind die folgenden (gestützt auf Rosner u. a., 2015):

- Klärung der Ambivalenzen gegenüber einer Veränderung: Die Patienten fühlen sich einerseits durch die ständigen Erinnerungen sehr belastet, möchten aber andererseits an den Erinnerungen an die geliebte Person festhalten, weil sie befürchten, diese sonst zu vergessen und damit den Verstorbenen zu entwerten. Es kann auch sein, dass Patienten befürchten, den Verlust durch eine Therapie erst richtig zu spüren.
- Psychoedukation: eine Erklärung der Funktion der Trauer als völlig legitime Aufrechterhaltung der Beziehung zum Verstorbenen. Einige Patienten befürchten, ihre spontanen (Selbst-) Gespräche mit dem Verstorbenen seien «krankhaft». Das ist nicht der Fall. Vielmehr sind sie eine verständliche Art und Weise der Aufrechterhaltung einer wichtigen Beziehung.
- Erklärung und Bearbeitung einer eventuellen Vermeidungshaltung, z. B. nicht zum Friedhof zu gehen aus der Angst heraus, dadurch emotional überwältigt zu werden.
- Therapeutisches Nacherleben (Exposition) der schmerzhaftesten Aspekte des Verlusts, etwa dass der Patient nicht beim eigentlichen Tod anwesend war oder schwierige Umstände bei der Beerdigung.
- Bearbeitung von Schuldgefühlen durch kognitive Umstrukturierung.
- Wiederaufbau positiver Erinnerungen, da diese häufig nur noch schwer zugänglich sind.

- Anpassung an die veränderten Lebensbedingungen: genaue Betrachtung des persönlichen Umfeldes und der verbliebenen Beziehungen und deren mögliche Intensivierung.
- Eine veränderte Beziehung zum Verstorbenen leben: Themen sind, wie die Beziehung in der Zukunft aufrechterhalten werden kann und welche Eigenschaften oder Botschaften des Verstorbenen der Patient leben und weitertragen möchte.

Bisher haben sich spezifische Therapien für die Anhaltende Trauer noch nicht etabliert und werden auch von psychotherapeutischen Fachpersonen meist noch übersehen oder falsch eingeordnet. Das ist bedauerlich, denn aufgrund vieler Studien zu den therapeutischen Neuentwicklungen kann jetzt schon bestätigt werden, dass bei diesem psychischen Leiden wirksam geholfen werden kann. Die zusammenfassenden Studien zeigten allerdings überraschend deutlich auf, dass zu früh einsetzende Trauerberatungen und -therapien sogar schädliche Nebenwirkungen haben können, dann nämlich, wenn die Trauer noch neu ist (unter einem halben Jahr) und die Anhaltende Trauerstörung gar nicht als solche vorhanden ist. Wenn in dieser frühen Phase eine *Trauerbegleitung* erwünscht ist, sollte diese nicht die Person des Trauernden und dessen Einstellungen zu ändern beabsichtigen, sondern ausschließlich auf die mitmenschliche Begleitung durch diese schwere Phase ausgerichtet sein.

5.4 Gruppen-, Familien- und Sozialtherapien

Dieser Abschnitt wendet sich erneut der Therapie der PTBS und der Komplexen PTBS zu. Mit dem Blick auf die Realität anderer Länder und Kulturen, in denen entweder ein rudimentäres oder ein völlig anderes medizinisch-therapeutisches System besteht, soll hier der Wissensstand zu verschiedenen Therapien, die nicht auf einen einzelnen Patienten ausgerichtet sind, zusammengefasst werden. Bedenkenswert ist nämlich, dass die *kollektiveren Therapieformen* im Vergleich mit den individuellen Therapien durchaus mithalten können und sogar in zahlreichen Fällen bessere Ergebnisse erzielen. Es ist eher der verinnerlichte

Individualismus aller beteiligten Seiten in den entwickelten Ländern, der die Ausrichtung des Gesundheitswesens und die Art der Therapieangebote mitbestimmt.

Gruppentherapien gibt es heute vor allem im Rahmen stationärer Klinikaufenthalte. Dort sind es in der Regel «offene Gruppen», das heißt, jeder neu in die Klinik eintretende Patient kommt jeweils dazu, egal, wo die Gruppe mit ihrer therapeutischen Arbeit gerade steht (im Gegensatz zu «geschlossenen Gruppen», in der alle Teilnehmer zum gleichen Zeitpunkt beginnen). Außerhalb von Kliniken sind Gruppentherapien nach den 1970er und 1980er Jahren, in denen sie ziemlich beliebt waren, in den deutschsprachigen Ländern kaum noch zu finden. International gibt es dennoch viele Entwicklungen für Gruppentherapien bei Traumapatienten; dort allerdings überwiegend in Form der «geschlossenen Gruppen», so dass deren Inhalte hier berichtet werden.

Therapeuten, die mit Gruppen von Traumapatienten arbeiten, haben immer wieder darauf hingewiesen, dass das Gruppenklima ausgewogen in Bezug auf Probleme und Ressourcen der Patienten und zwischen Vergangenheits- und Zukunftsorientierung sein sollte. Ressourcen- und Zukunftsorientierung heißt, dass die Patienten neue Erfahrungen machen können, die es ihnen ermöglichen, Hoffnung zu schöpfen und sich selbst als konstruktiv zu erleben. Die Therapeutin Louise Reddemann empfiehlt für Gruppen «ein Menschenbild …, das im Patienten jemanden sieht, der in sich bereits das Potential zur Heilung trägt» (2010, S. 25). Therapiegruppen, die ohne eine solche Grundorientierung geführt werden, haben dagegen die Tendenz, in sogenannte «Opferkonkurrenz» auszuarten, in der jeder Teilnehmende den anderen davon überzeugen will, selbst die allerschlimmsten Dinge erlebt zu haben – was zu einer sehr destruktiven Dynamik führt.

Im Gegensatz zur individuell durchgeführten Psychotherapie verzichten alle wirksamen Trauma-Gruppentherapien auf eine tiefgehende Auseinandersetzung mit den traumatischen Erfahrungen. Psychodynamische Therapiegruppen verzichten zudem auf die in ihrer Methode sonst üblichen Deutungen des Gesagten und fokussieren auf stabilisierende Techniken, zu denen die Würdigung des Leidens der Patienten, die Erkundigung danach, was bereits geholfen hat, sowie Angebote zu neuen Möglichkeiten der Selbstberuhigung und Symptomreduktion gehören. Zudem lernen die jeweils anderen Gruppenmitglieder zuhören zu können, wenn ein Einzelner über seine Traumata spricht, ohne dabei selbst durch ihre Gefühle überwältigt zu werden, und wie man darauf in einer ermutigenden und aufbauenden Art reagieren kann.

Die in Tabelle 5 aufgeführte «Kognitive Verarbeitungstherapie» wird in vielen Ländern auch in Gruppen von jeweils 90 Minuten Länge durchgeführt und zeigte dabei eine gute Wirksamkeit. Im Mittelpunkt steht das Erarbeiten und Besprechen bestimmter Themen: Sicherheit, Selbstachtung, Vertrauen, Intimität, Kontrolle und Macht. Die Patienten erhalten jeweils Arbeitsblätter, die sie vor den Gruppenstunden zu Hause durcharbeiten. In der Therapierunde werden diese Themen dann auf Schwierigkeiten oder problematische Gewohnheiten bezogen, die durch die Traumaerlebnisse verursacht sind. Es werden individuelle Ziele für diese Bereiche erarbeitet, und alle Gruppenteilnehmer können Vorschläge dazu machen, wie das jeweilige Gruppenmitglied diese erreichen kann. Die Therapeuten agieren auf der Grundlage der Kognitiven Umstrukturierungstechnik, das heißt, sie hinterfragen bisherige Gewohnheiten und stellen zielgerichtete Fragen im Hinblick auf neue Problemlösungen. Damit sind sie ein Rollenmodell für die Gruppenteilnehmer, die ähnliche Denkweisen zum konstruktiven Umgang mit Problemen erlernen. Diese Therapieform kann mit oder ohne Abfassung schriftlicher Traumaberichte (individuell, zwischen den Gruppensitzungen aufgeschrieben) durchgeführt werden, je nach Merkmalen der Gruppenzusammensetzung.

Viele Experten der PTBS-Therapie hat überrascht, dass auch Gruppentherapien ganz ohne «Traumafokus» heilend wirken – inzwischen werden diese Therapien als «gegenwartszentrierte Therapie» *(present-centered)* zusammengefasst. Wichtig ist, dass auch diese Gruppen ausschließlich aus PTBS-Patienten bestehen, die gegenseitig von sich wissen, dass sie schwerst belastende Lebensereignisse durchgemacht haben, und dass es nicht gemischte Gruppen sind, in denen Patienten mit vorrangigen Depressionen, Angststörungen, Süchten oder anderen psychischen Problemen ganz andere Themen besetzen. Die Technik der Psychoedukation wird dabei zu Beginn mit der ganzen Gruppe durchgeführt, das heißt, es wird ausführlich über die PTBS-Beschwerden geredet und diese mit den gegenwärtigen Problemen der Alltagsbewältigung in Zusammenhang gebracht. Die andere Zeit der Gruppenarbeit wird auf gegenseitige Darstellung, Erarbeitung von Lösungsvorschlägen, Einüben neuer Möglichkeiten etc. für diese gegenwärtigen Probleme verwandt. Im Mittelpunkt der Gruppentherapien stehen häufig die Beziehungsprobleme der Gruppenmitglieder im privaten und beruflichen Bereich. Ein Pluspunkt aller genannten Gruppentherapien ist, dass weniger Patienten die Traumatherapie vorzeitig abbrechen als in der Individualtherapie, wie mehrere große Überblicksstudien gezeigt haben. Sie sind für viele Patienten insgesamt weniger belastend.

Familientherapien sind wichtige und notwendige Angebote für PTBS-Patienten, deren Paar- oder Familienleben sich als Konsequenz der Traumatisierung in einer Krise befindet. Die möglichen konkreten Ursachen wurden bereits im Abschnitt über die psychischen Folgen der PTBS erläutert: das Entfremdungsgefühl des Traumaüberlebenden, auch gegenüber allernächsten Angehörigen, die emotionalen Überreaktionen einschließlich Wut und Gewaltausbrüchen sowie – unabhängig von der Art des Traumas – die Schwierigkeiten mit Intimität bzw. Sexualität. Die Trennungs- und Scheidungsrate von Menschen mit PTBS ist erfahrungsgemäß hoch. Angehörige und Partner versuchen oft noch sehr lange, ausgleichend zu wirken, häufig aber resignieren sie ab einem gewissen Punkt, so dass eine Trennung der einzige Ausweg scheint.

Ein Vorreiter von Familientherapien für PTBS war bisher die Militärmedizin verschiedener Länder, die damit konfrontiert war, dass zurückkehrende traumatisierte Soldaten in ihrem Familienleben nicht mehr «funktionierten». Wenn es um Therapieprogramme geht, an denen beide Ehepartner teilnehmen, haben sich folgende Therapieelemente als sinnvoll erwiesen: in einem ersten Schritt ein allgemeines Partnerschaftskommunikationstraining, in dem insbesondere der Ausdruck von Gefühlen und Gedanken sowie das Herausfinden angemessener Reaktionen im Mittelpunkt stehen. In der zweiten Phase dann ein traumabezogenes Kommunikationstraining, in dem der Traumaüberlebende sich langsam herantasten kann, das zu erzählen, was ihm meist oder gar ständig durch den Kopf geht, insbesondere die Verlusterlebnisse und bohrenden Schuldgefühle. Dazu probiert das Paar aus, welche Reaktionen auf diese Erzählungen von beiden am wohltuendsten empfunden werden. Schließlich kann in einer dritten Phase eine wiederzuerlangende Intimität und Sexualität im Mittelpunkt stehen.

Wenn Kinder dazukommen, beginnt die Therapie ebenfalls mit einer angemessenen und geeigneten Psychoedukation über die PTBS-Symptome und deren Konsequenzen für alle. Wie in Familienprogrammen für andere psychische Erkrankungen wird nach Sicherheits- und Abgrenzungsmöglichkeiten für alle Familienmitglieder gesucht, damit diese nicht vom traumageschädigten Familienmitglied und dessen Verhalten überfordert werden. In Deutschland sieht sich der Verband «Eisblume» für Angehörige von an PTBS erkrankten Soldatinnen und Soldaten (www.ptbs-eisblume.de) als Sachwalter und Vermittlungsinstanz für solche Familienbegleitungen und -therapien.

Als *soziale* – genauer: psychosoziale – *Interventionsprogramme* lassen sich ganz verschiedene Hilfsmaßnahmen zusammenfassen, die für größere Gruppen von Menschen bis hin zu bestimmten Bevölkerungsteilen, beispielsweise Betroffene einer regionalen Naturkatastrophe oder eines Terroranschlags, entwickelt wurden. Die treibende Kraft zur Entwicklung und für den Einsatz dieser Programme sind meist Nichtregierungsorganisationen (NGOs) oder die Weltgesundheitsorganisation. Im Abschnitt 4.1 wurden mögliche negative Auswüchse einiger dieser Programme beschrieben (z. B. nach der Tsunamikatastrophe im Jahr 2004). Nicht alle dieser Programme sind aber kritisch zu sehen, insbesondere sind sie dann hilfreich, wenn sie lokale Gesundheitshelfer und deren Wissen einbeziehen. Dann können sie erstaunlich gut Traumafolgestörungen reduzieren und lindern. Grundsätzlich wären solche Programme damit durchaus ein gangbarer Weg auch für regionale Traumata in entwickelten Industrieländern. Das würde allerdings voraussetzen, dass sich auf Stadtteil- oder Gemeindeebene genügend Menschen durch ihr Trauma so miteinander verbunden fühlen, dass sie sich in größerer Anzahl unter Anleitung von Fachleuten zusammenfinden.

Der Psychologe Georg Pieper hat in Deutschland mehrere solcher Hilfsprogramme durchgeführt, beispielsweise 1988 nach einem großen Bergwerksunglück in Borken (Nordrhein-Westfalen) oder 1994 nach der Flugschau-Katastrophe in Ramstein (Rheinland-Pfalz). Jedes Mal gab es viele Tote mit geschockten Angehörigen und traumatisierte Überlebende. Die psychosoziale Hilfe bestand aus «aufsuchenden» Angeboten, das heißt, die Betroffenen wurden aktiv durch die Hilfsorganisation eingeladen, bei einem oder mehreren der Angebote mitzumachen, bei Gruppengesprächen, bei Kindergruppen oder Gruppen für das helfende Einsatzpersonal. Wichtig war auch dort die Psychoedukation, also das Erklären der konkreten psychischen Belastungen und Symptome sowie des veränderten zwischenmenschlichen Verhaltens nach solchen Schocks, sowie eine angemessene Entwicklung von Ritualen. Solche Rituale mit vorgegebenen Regeln und Abläufen zeigten sich als einzigartig geeignete Hilfsmittel, um die Überflutung mit inneren Bildern oder den Schmerz über Verluste zu verringern und damit im gewissen Sinne individuell beherrschbar zu machen. Konkret heißt das, regelmäßige Gedenkanlässe durchzuführen und – am besten im Rahmen einer breitestmöglichen Entscheidungsfindung – überdauernde Gedenkstätten einzurichten.

Wie schwierig die Schaffung koordinierter kommunaler Angebote zur Betreuung von Traumabetroffenen in Westeuropa noch immer ist, zeigt die Erfahrung mit dem Massaker im norwegischen Utøya 2011, bei dem 69 Menschen ermordet und weitere 500 überlebende Jugendliche traumatisiert wurden. Obwohl es in Norwegen ein nationales Gewalt- und Trauma-Zentrum auch schon vor diesem Massaker gab, konnte dieses

Zentrum nach eigenen Angaben bedauerlicherweise neben individuellen und Familienangeboten keine gemeindebasierten Interventionen organisieren (in den drei deutschsprachigen Ländern gibt es solche Zentren schon gar nicht). Die Gestaltung der Gedenkstätte in der Innenstadt von Oslo und auf der Insel Utøya sind, vielleicht als Konsequenz daraus, mehrfach in die Kritik gekommen, weil sich die Opfer und Angehörigen nicht angemessen vertreten fanden.

Ein beispielhaftes Programm wurde in North Carolina (USA) mit dem Ziel entwickelt, in Gegenden mit überwiegend schwarzer Bevölkerung für die nächsten Katastrophen (Natur- oder Gewaltkatastrophen) besser vorbereitet zu sein. Es ist ein Workshop-Programm, das sich an *community leaders*, also lokale Funktionsträger, Bürgermeister oder Vereinsvorsitzende, im Sinne eines «Trainings für Trainer» richtet. Diese sollen durch ein Workshop-Programm in die Lage versetzt werden, das erworbene Wissen an andere lokale Bezugspersonen weiterzugeben. Damit zielt dieses Programm nicht auf Therapeuten mit einer vertieften Traumatherapieausbildung, sondern vermittelt einer weiteren Gruppe psychotraumatologisches Wissen. Die Workshop-Inhalte umfassten Psychoedukation über die PTBS und soziale Veränderungen nach Traumata, das Einschätzen emotionaler Reaktionen, Selbstfürsorgemethoden, die Berücksichtigung (sub)kultureller Besonderheiten u. a. Die Entwickler dieses Programm (Laborde u. a., 2013) stießen damit bereits auf große Resonanz, wenn auch ein Wirksamkeitsnachweis noch aussteht.

Da Smartphones und Computer heute sehr weit verbreitet sind, liegt es nahe, psychosoziale Hilfsinterventionen über das Internet zu organisieren. Es gibt beispielsweise das webbasierte Selbsthilfeprogramm «My Trauma Recovery», dessen Hauptziel es ist, die gegenseitige mitmenschliche Unterstützungsfähigkeit (wieder)aufzubauen. Die Patienten oder Teilnehmer werden durch das Programm aufgefordert, eine Reihe diesbezüglicher Übungen durchzuführen, die ihnen zeigen, wo sie zurzeit stehen und was ihre Schwierigkeiten sind, und dazu ermuntert, sich mit anderen Betroffenen gemeinsam aus der mental schwierigen Lage zu helfen. Interessanterweise brachte die chinesische Variante dieses Programmes für die Erdbebenopfer von Sichuan mehr therapeutischen Erfolg als die Originalversion nach einem Einsatz bei Hurrikan-Geschädigten (Wang u. a., 2013). Die Weltgesundheitsorganisation hat dieses Ergebnis aufgegriffen, um aufzuzeigen, dass nicht nur die individuell durchgeführten Therapien den Menschen mit PTBS in globalem Maßstab helfen können, sondern auch kollektive Maßnahmen, die eine größere Zahl von Menschen erreichen.

5.5 Pharmakotherapie

Im Gegensatz zu anderen psychischen Erkrankungen stehen bei der PTBS-Therapie Medikamente nicht im Vordergrund. Die allermeisten der international gültigen Therapieempfehlungen sehen sie als «Therapien der zweiten Wahl». Dies entspricht auch den spontanen Wünschen der PTBS-Patienten, die mehrheitlich keine Medikamente für die Überwindung ihrer Leiden einnehmen wollen. Patienten begründen dies manchmal damit, dass sie sagen: «Ich leide durch etwas Schlimmes, das mir von außen passiert ist, und deshalb kann ich nicht einsehen, dass ein Medikament von innen heraus diese Beschädigung wieder richten kann.»

Die Pharmaforschung hat bisher auch kein ganz spezifisches PTBS-Medikament entwickeln können, dazu fehlen ihr bis heute genaue Kenntnisse über PTBS-spezifische biochemische «Angriffspunkte» im Hirnstoffwechsel. (Die gleiche Problematik trifft allerdings auch für Angsterkrankungen zu, die auch nicht mit spezifischen Medikamenten, sondern mit Antidepressiva behandelt werden.) Falls doch Medikamente verschrieben werden, sind dies Antidepressiva, meist der neuesten Generation: die Selektiven Serotonin-Wiederaufnahmehemmer (SSRI). Spezifisch von den nationalen Arzneimittelbehörden zugelassen ist für PTBS nur ein SSRI: Paroxetin (andere Handelsnamen: Deroxat, Paronex, Paxil, Seroxat, Tagonis). Ein Teil derjenigen, die dieses Medikament einnehmen, finden es nützlich und erleichternd für ihre Beschwerden. Die notwendige

Dauer einer Medikamenteneinnahme wird allerdings meist unterschätzt. Bis zum Eintreten der Wirkung sollte das Medikament acht bis zwölf Wochen lang eingenommen werden, und insgesamt sollte die Einnahme nicht unter sechs Monaten bis hin zu mindestens einem Jahr betragen. Wenn Paroxetin über eine Dreimonatsfrist nicht hilft, kann auf andere SSRIs bzw. Antidepressiva ausgewichen werden. Es bieten sich an Sertralin (andere Handelsnamen: Adjuvin, Zoloft) oder Fluoxetin (andere Handelsnamen: Fluxet, Fluctine, Prozac). Alle anderen Medikamente, obwohl von Zeit zu Zeit von Ärzten verschrieben, haben in den notwendigen Arzneimittelstudien keine überzeugende Wirksamkeit bei einer PTBS gezeigt.

Durch Zufall wurde entdeckt, dass ein schon lange bekanntes Blutdruckmittel, Prazosin (anderer Handelsname: Adversuten), gegen Alpträume helfen kann, die im Zusammenhang mit einer PTBS auftreten. Allerdings kann dieses Medikament häufig auch zu Nebenwirkungen führen wie Kreislaufschwäche mit Schwindel, Ohrensausen und Nasenbluten, so dass sich aus diesen Gründen eine Absetzung empfiehlt. Zudem ist eine Verabreichung in der Schwangerschaft und Stillzeit nicht erlaubt. Aufgrund der unbefriedigend gebliebenen Therapieerfolge hat sich die gesamte Pharmaforschung seit einigen Jahren weitgehend aus dem Bereich der PTBS-Therapie zurückgezogen. Auch dieser Fakt unterstreicht, dass die verschiedenen psychotherapeutischen Möglichkeiten die «Therapien der ersten Wahl» bei Traumafolgestörungen sind. Alles in allem sind die therapeutischen Möglichkeiten über die Jahre immer spezifischer und dadurch besser geworden, so dass für alle, die Traumata und übermäßig anhaltende Trauer erlebt haben, es gute Gründe für Hoffnung auf eine wiederzuerlangende gute Lebensqualität gibt.

Literaturverzeichnis

Assmann, A. (2013). *Das neue Unbehagen an der Erinnerungskultur. Eine Intervention.* München: C.H.Beck.

Boelen, P. A., Van den Hout, M. A., & Van den Bout, J. (2006). A Cognitive-behavioral conceptualization of complicated grief. *Clinical Psychology: Science and Practice, 13,* 109–128.

Bohus, M., Dyer, A. S., Priebe, K., Krüger, A., & Steil, R. (2011). Dialektisch behaviorale Therapie für posttraumatische Belastungsstörung nach sexualisierter Gewalt in der Kindheit und Jugend. *Psychotherapie, Psychosomatik & Medizinische Psychologie, 61,* 140–147.

Brewin, C. R., Andrews, B., & Valentine, J. D. (2000). Meta-analysis of risk factors for posttraumatic stress disorder in trauma-exposed adults. *Journal of Consulting and Clinical Psychology, 68,* 748–766.

Brewin, C. R., Dalgleish, T., & Joseph, S. (1996). A dual representation theory of posttraumatic stress disorder. *Psychological Review, 103,* 670–686.

Brunner, J. (2004). Politik der Traumatisierung. Zur Geschichte des verletzbaren Individuums. *WestEnd – Neue Zeitschrift für Sozialforschung,* 1, 7–24.

Burke, L. A., & Neimeyer, R. A. (2013). Prospective risk factors for complicated grief: A review of the empirical literature. In: M. Stroebe, H. Schut & J. van den Bout (Eds.), *Complicated grief: Scientific foundations for health care professionals* (pp. 145–161). London: Routledge.

Deegener, G. (2014). Kindesmisshandlung und Vernachlässigung. In A. Maercker.(Hrsg.), *Posttraumatische Belastungsstörungen* (4. Aufl., S. 378–399). Berlin: Springer.

Ehlers, A. (1999). *Posttraumatische Belastungsstörung.* Göttingen: Hogrefe.

Finkelstein, N. G. (2001). *Die Holocaust-Industrie. Wie das Leiden der Juden ausgebeutet wird.* München: Piper.

Flaig, E. (2011). Warum gibt es kein historisches Trauma? Einen Nonsense-Begriff verabschieden. *Merkur, 65,* 670–681.

Foa, E. B., Hembree, E. A., & Rothbaum, B. O. (2014). *Handbuch der Prolongierten Exposition. Basiskonzepte und Anwendung – eine Anleitung für Therapeuten.* Lichtenau: Probst.

Fry, S. (2016). «Stephen Fry criticised for telling ‹self-pitying› abuse victims to grow up». The Guardian, 12.04.2016, http://www.theguardian.com/culture/2016/apr/12/stephen-fry-fury-comments-abuse-victims-self-pity-charity-mind.

Gauck, J. (2013), in: Bundespräsident trifft Hinterbliebene, Frankfurter Allgemeine Zeitung, 19.2.2013, http://www.faz.net./aktuell/politik/inland/rechtsextremismus/nsu-mordserie-bundespraesident-trifft-hinterbliebene-12084807.html (letzter Zugriff am 29.4.2016).

Gobodo-Madikizela, P. (2006). *Das Erbe der Apartheid: Trauma, Erinnerung, Versöhnung. Vorwort von Nelson Mandela.* Opladen: Budrich.

Goltermann, S. (2009). *Die Gesellschaft der Überlebenden. Deutsche Kriegsheimkehrer und ihre Gewalterfahrungen im Zweiten Weltkrieg.* München: Deutsche Verlags-Anstalt.

Gressier, F., Calati, R., Balestri, M., … Serretti, A. (2013). The 5-HTTLPR polymorphism and posttraumatic stress disorder: A meta-analysis. *Journal of Traumatic Stress, 26,* 645–653.

Hamber, B., Nageng, D., & O'Malley, G. (2000). «Telling it like it is …»: understanding the truth and reconciliation commission from the perspective of survivors. *Psychology in Society, 26,* 18–42.

Hecker, T., & Maercker, A. (2015). Komplexe posttraumatische Belastungsstörung nach ICD-11. *Psychotherapeut*, *60*, 547–562.

Heim, C. (2005). *Psychobiologische Folgen früher Stresserfahrungen*. In: Egle, U.T. (Hrsg). *Sexueller Missbrauch, Misshandlung, Vernachlässigung: Erkennung, Therapie und Prävention der Folgen früher Stresserfahrungen (S. 40–65)*. Stuttgart: Schattauer.

Herman, J.L. (2003). *Die Narben der Gewalt: traumatische Erfahrungen verstehen und überwinden*. Paderborn: Junfermann.

Hobfoll, S.E., Watson, P., ... & Maguen, S. (2007). Five essential elements of immediate and mid–term mass trauma intervention: empirical evidence. *Psychiatry*, *70*, 283–315.

Horowitz, M.J. (1976). *Stress response syndromes*. New York: Aronson.

Janet, P., Fiedler, P. (Hg.). (2006). *Trauma, Dissoziation, Persönlichkeit: Pierre Janets Beiträge zur modernen Psychiatrie, Psychologie und Psychotherapie*. Lengerich: Pabst.

Kabat-Zinn, J. (2013). *Im Alltag Ruhe finden. Meditationen für ein gelassenes Leben*. München: Droemer Knaur.

Kirmayer, L.J., Gone, J.P., & Moses, J. (2014). Rethinking historical trauma. *Transcultural Psychiatry*, *51*, 299–319.

Koenen, K.C., Aiello, A.E., Bakshis, E., ... & Galea, S. (2009). Modification of the association between serotonin transporter genotype and risk of posttraumatic stress disorder in adults by county-level social environment. *American Journal of Epidemiology*, *169*, 704–711.

Kollwitz, K. (1992). *Aus meinem Leben. Ein Testament des Herzens*. Freiburg: Herder.

König, J., Resick, P.A., Karl, R., & Rosner, R. (2012). *Posttraumatische Belastungsstörung: Ein Manual zur Cognitive Processing Therapy*. Göttingen: Hogrefe.

Laborde, D.J., Magruder, K., Caye, J., & Parrish, T. (2013). Feasibility of disaster mental health preparedness training for black communities. *Disaster medicine and public health preparedness*, *7*, 302–312.

Lanius, R.A., Vermetten, E., Loewenstein, R.J. ... Spiegel, D. (2010). Emotion modulation in PTSD: Clinical and neurobiological evidence for a dissociative subtype. *American Journal of Psychiatry*, *167*, 640–647.

London, J. (1915). *Die Zwangsjacke*.

Maercker, A. (2013). *Posttraumatische Belastungsstörungen*. Berlin: Springer.

Maercker, A., & Forstmeier, S. (2013). *Der Lebensrückblick in Therapie und Beratung*. Berlin: Springer.

Maercker, A., & Horn, A.B. (2013). A socio-interpersonal perspective on PTSD: The case for environments and interpersonal processes. *Clinical Psychology & Psychotherapy*, *20*, 465–481.

Maercker, A., Hecker, T., & Heim, E. (2015). Personalisierte Internet-Psychotherapie-Angebote für die posttraumatische Belastungsstörung. *Nervenarzt*, *86*, 1333–1342.

May, K. (1910). *Mein Leben und Streben*, Reprint 1997.

Morris, D.J. (2015). The Evil Hours: *A Biography of Post-Traumatic Stress Disorder.* Boston: Mariner Books. Übersetzung A.M.

Morris, M.C., Compas, B.E., & Garber, J. (2012). Relations among posttraumatic stress disorder, comorbid major depression, and HPA function: A systematic review and meta-analysis. *Clinical Psychology Review*, *32*, 301–315.

Morrison, T. (1990). *Menschenkind*. Reinbek bei Hamburg: Rowohlt, S. 374.

Nijenhuis, E.R., & Mattheß, H. (2006). Traumabezogene Strukturelle Dissoziation der Persönlichkeit. *Psychotherapie im Dialog*, *7*, 393–398.

Oppenheim, H. (1889). *Die traumatischen Neurosen*, Berlin: Hirschwald.

Patel, R., Spreng, R.N., Shin, L.M., & Girard, T.A. (2012). Neurocircuitry models of posttraumatic stress disorder and beyond: A meta-analysis of functional neuroimaging studies. *Neuroscience & Biobehavioral Reviews*, *36*, 2130–2142.

Pieper, G. (2003). Betreuung von Katastrophenopfern am Beispiel der Explosionskatastrophe im Braunkohlebergbau Borken. In: A. Maercker (Hrsg.), *Therapie der posttraumatischen Belastungsstörungen* (2. Aufl., S. 205–219). Berlin: Springer.

Reddemann, L. (2004). *Psychodynamisch imaginative Traumatherapie: PITT – Das Manual.* Stuttgart: Klett-Cotta.

Reddemann, L. (2010). *Imagination als heilsame Kraft. Zur Behandlung von Traumafolgen mit ressourcenorientierten Verfahren.* Stuttgart: Klett-Cotta.

Rosen, G. M., Spitzer, R. L., & McHugh, P. R. (2008). Problems with the post-traumatic stress disorder diagnosis and its future in DSM-V. *British Journal of Psychiatry, 192*, 3–4.

Rosenblatt, P. C. (2008). Grief across cultures: A review and research agenda. In: M. S. Stroebe et al. (Eds.), *Handbook of bereavement research and practice: Advances in theory and intervention* (pp. 207–222). Washington, DC: American Psychological Association.

Rosner, R., Pfoh, G., Rojas, R., ... & Geissner, E. (2015). *Anhaltende Trauerstörung. Manuale für die Einzel-und Gruppentherapie.* Göttingen: Hogrefe.

Schauer, M., Schauer, M., Neuner, F., & Elbert, T. (2011). *Narrative exposure therapy: A short-term treatment for traumatic stress disorders.* Göttingen: Hogrefe.

Schmucker, M., & Köster, R. (2014). *Praxishandbuch IRRT. Imagery Rescripting & Reprocessing Therapy bei Traumafolgestörungen, Angst, Depression und Trauer.* Stuttgart: Klett-Cotta.

Schwartz, S. H. (2012). An overview of the Schwartz Theory of Basic Values. *Online Readings in Psychology and Culture,* 2(1). http://dx.doi.org/10.9707/2307-0919.1116

Seidler, G. H. (2001). *Der Blick des Anderen. Eine Analyse der Scham.* Stuttgart: Klett-Cotta.

Shapiro, F. (1999). *EMDR-Grundlagen & Praxis. Handbuch zur Behandlung traumatisierter Menschen.* Paderborn: Junfermann.

Shear, K., Monk, T., Houck, P., ... Sillowash, R. (2007). An attachment-based model of complicated grief including the role of avoidance. *European Archives of Psychiatry and Clinical Neuroscience, 257*, 453–461.

Somasundaram, D. (2014). *Scarred communities: Psychosocial impact of man-made and natural disasters on Sri Lankan society.* New Delhi: SAGE.

Stein, D. J., Seedat, S., Kaminer, D., ... Williams, D. R. (2008). The impact of the Truth and Reconciliation Commission on psychological distress and forgiveness in South Africa. *Social Psychiatry and Psychiatric Epidemiology, 43*, 462–468.

Stroebe, M., Schut, H., & Stroebe, W. (2007). Health outcomes of bereavement. *The Lancet, 370*, 1960–1973.

Teicher, M. H., & Samson, J. A. (2013). Childhood maltreatment and psychopathology: A case for ecophenotypic variants as clinically and neurobiologically distinct subtypes. *American Journal of Psychiatry, 170*, 1114–1133.

Theiss-Abendroth, P. (2009). Was wissen wir wirklich über die militärpsychiatrische Behandlung des Gefreiten Adolf Hitler? *Psychiatrische Praxis, 36*, 35–39.

Trickett, P. K., Noll, J. G., & Putnam, F. W. (2011). The impact of sexual abuse on female development: Lessons from a multigenerational, longitudinal research study. *Development and Psychopathology, 23*, 453–476.

Trickey, D., Siddaway, A. P., Meiser-Stedman, R., Serpell, L., & Field, A. P. (2012). A meta-analysis of risk factors for post-traumatic stress disorder in children and adolescents. *Clinical Psychology Review, 32*, 122–138.

Van der Kolk, B. (2015). *Verkörperter Schrecken. Traumaspuren in Gehirn, Geist und Körper und wie man sie heilen kann* (engl. Originalausgabe: *The body keeps the score*). Lichtenau: Probst.

Van IJzendoorn, M. H., Bakermans-Kranenburg, M. J., & Sagi-Schwartz, A. (2003). Are children of Holocaust survivors less well-adapted? A meta-analytic investigation of secondary traumatization. *Journal of Traumatic Stress, 16*, 459–469.

Wang, Z., Wang, J., & Maercker, A. (2013). Chinese My Trauma Recovery, a Web-based intervention for traumatized persons in two parallel samples: randomized controlled trial. *Journal of Medical Internet Research, 15*, e213.

Watters, E. (2010). *Crazy like us: The globalization of the American psyche.* New York: Free Press.